细说 500 个针灸穴名

张载义◎著

针灸穴名寻根

U0308890

中国中医药出版社

·北京·

图书在版编目（CIP）数据

针灸穴名寻根：细说 500 个针灸穴名 / 张载义著 . —北京：中国
中医药出版社，2019. 11（2024.6 重印）
ISBN 978 – 7 – 5132 – 3750 – 5

Ⅰ . ①针…　Ⅱ . ①张…　Ⅲ . ①针灸疗法—穴位—通俗
读物　Ⅳ . ① R224.2-49

中国版本图书馆 CIP 数据核字（2016）第 264287 号

中国中医药出版社出版

北京经济技术开发区科创十三街 31 号院二区 8 号楼
邮政编码　100176
传真　010-64405721
河北省武强县画业有限责任公司印刷
各地新华书店经销

开本 880×1230　1/32　印张 11.75　字数 262 千字
2019 年 11 月第 1 版　2024 年 6 月第 3 次印刷
书号　ISBN 978 – 7 – 5132 – 3750 – 5

定价　58.00 元
网址　www. cptcm. com

服 务 热 线　010-64405510
购 书 热 线　010-89535836
维 权 打 假　010-64405753

微信服务号　**zgzyycbs**
微商城网址　**https://kdt. im/LIdUGr**
官 方 微 博　**http://e. weibo. com/cptcm**
天猫旗舰店网址　**https://zgzyycbs. tmall. com**

如有印装质量问题请与本社出版部联系（010-64405510）
版权专有　侵权必究

前言

　　针灸腧穴，除阿是法选取的一些孔穴外，都有其固有的名称。针灸穴名，都有它特殊的意义。已知最早解读穴名的，是隋唐时期的杨上善。

　　杨上善在《黄帝内经太素》中，就十五络穴做出了解释；在《黄帝内经明堂》中，也有多处穴名的解读。杨上善的穴名释义虽然所涉孔穴有限，且文字简略，但作为穴名释义的先河，对后人研究针灸穴名，还是有所启迪的。

　　数十年来，国内知名专家曾出版过几种有关穴名的专著，解释了十四经穴的穴名，对针灸界产生了一定的影响。本书另辟蹊径，名为《针灸穴名寻根》，目的就是通过寻根，进一步阐释针灸穴名的意义。寻根，一方面是在现有文献的基础上，寻找出所要叙述的穴名的出处；另一方面是根据穴名的字、词，探寻其原始意义及与穴位的相应关系。有的名称，在作为穴名之前就已存在，并且有其自身的含义。作为穴位，借用此名，加以引申，并能巧妙地应用到所在腧穴的意义上，这就需要做出较为细致的阐述。而这样的述说，就可能涉及历史、人文等相关的事例。

　　本书在讨论了 362 个腧穴的穴名之外，还对国标中所提到的、临床中常用的或具有特殊意义的 100 多个奇穴的名称予以解读。

　　全书涉及的针灸穴名有 500 余条，采用了一种全新的述说方式，其中奇穴穴名又是首次阐释，因此，疏漏不足之处在所难免，敬请医界同道予以指正。

张载义

于上海交通大学附属第一人民医院

2019 年 7 月

目录

第三章　细说奇穴、阿是穴名称 ·········203

引　子

　　跨昆仑，越商丘，途经渠道，涉过太溪，绕行太渊之后，来到大都的巨阙之下，进入紫官，玉堂尽显，中庭之前，列一方阵，阵中华盖宝伞之下，乃帷幄璇玑的天子。皇家人马又将出巡了。

　　这里所讲的可不是故事《图兰朵》中卡拉夫在元帝国的旅程，也不是什么相关的故事情节，而是一些穴位名称的串烧。这些穴位名称，涉及山川湖泊、宫廷建筑的相关名称。除此之外，穴名还与阴阳、五行、脏腑、经络、天文、地理、动植物、官员等的名称有关。

　　历史上曾有这么一个故事，说的是北宋嘉祐（1056—1063）初期发生的事情。

　　适逢宋仁宗赵祯当政，有一次，他犯起了头风的毛病，只觉得头目昏晕，天旋地转，眼睛都没法睁开，不能上朝，只好静卧在床上。御医为他提供了一些方药，他也服了不少，可就是没有什么效果，仁宗非常懊恼。官臣们看到皇上痛苦的样子，心中也忐忑不安，于是他们就到宫廷外面去寻找良医。

　　有一位民间的游医听说皇上犯头风，无人能医，就毛遂自荐说他有办法能治好这个病证，于是就被召进宫里。

　　游医进宫后，并没有开方药，只是在随身携带的行囊中取出一根毫针，从仁宗的脑后刺入，然后略施手法。待他取出针时，仁宗便睁开双眼，看到屋内的东西异常清晰，旋转的感觉也没有了，于是脱口说道："好惺惺。"第二天，仁宗圣体已安，就将这个穴位命名为"惺惺"。

还有一次，仁宗患腰痛，公主推荐了一名士兵为其治疗。这个人用针刺他的腰部，才出针就奏请仁宗说："恭请皇上圣安，请起步。"

仁宗试着行走，不由发出感叹："哎！不痛了，这个穴怎么这么灵验。"仁宗行走就如发病前一样，高兴地说道："这个穴，朕就将它赐名为'兴龙穴'吧。"

针灸穴位的命名真的就这么简单吗？

故事中所说的皇帝赐名针灸穴位的事情仅仅是历史上的个例，并且还是经穴的别名或是奇穴。其实，人体中的大多数穴位早在汉唐之前就已经确定了名称。

《内经》中实际载有十四经穴的穴名共约160个。《针灸甲乙经》则用分经分部的方法详载穴名349个，而现在规范使用的经穴有362个。

除经穴外，还有一些穴位，没有归属于十四经，但因为他们有奇效，故称为"奇穴"。奇穴同经穴一样，有其固有的名称。《备急千金要方》《千金翼方》二书中就记载着大量有穴名的奇穴。

《素问·阴阳应象大论》说："气穴所发，各有处名。"腧穴的名称都有一定的意义，所以孙思邈在他的《千金翼方》中解释道："凡诸孔穴，名不徒设，皆有深意。"

第一章

概说

第一节
腧穴名称的产生及其变化

针灸腧穴的名称，是在针灸孔穴被发现以后，经过不同的历史阶段，通过针灸孔穴的确切位置，所治疗的主要病证，并结合所在历史时期对医学理论的了解和对人文知识的掌握程度，逐一产生出来的。腧穴名称的产生及其变化，大致可以分为以下几个阶段。

一、针灸初始无穴名

针灸腧穴的产生，是我国先民们长期与疾病抗争的实践经验。早期人们对于身体的组织结构还没有清楚的认识，只知道砭石、陶片等对于人体的刺激能解除病痛，而这些刺激物所刺激的部位还不是太具体，可能掌握的还不是一个点，或许是一个线段，或是一个面的范围。对于其所能治疗的范围，知道的也不是很全面。

随着对人体结构的逐步了解，人们渐渐能够说出对人体体表刺激的大体位置。到脏腑经络学说形成的初期，可能还未能出现有一定名称的具体的针灸孔穴。

从马王堆出土的帛书《足臂十一脉灸经》和《阴阳十一脉灸经》中我们可以发现，其中并没有提到孔穴，而对于灸治的部位，则用其经脉名称表述。如臂太阴脉之疾，则灸其太阴脉。此太阴脉，系指寸口脉，而后才出现经渠、太渊二穴。

太史公司马迁的《史记·扁鹊仓公列传》中记载了两个历史人物，春秋时期的秦越人和西汉的淳于意。这两位名医都是针灸高手，所灸刺的部位也没有具体的名称。秦越人治虢太子尸厥用的三阳五会，系几条经脉的交接聚会。淳于意灸的也是足太阴、足少阴，或针刺足下几个点而已。

二、孔穴初定用代名

在人体体表的一些特殊的、标志性的位置有了一个大众都能接受的名称出现以后，同时对针灸腧穴也有了一个准确的定位之后，针灸腧穴为了传承、记忆，就需要有一个名称。但此时阴阳五行学说、脏腑经络学说还处在萌芽阶段，因此腧穴名称最好的记忆方法，便是以体表的特殊标志作为参照，以手指或线绳来度量穴孔的位置。

在帛书《足臂十一脉灸经》和《阴阳十一脉灸经》中，没能找到有关针灸孔穴的记述。到了《内经》时期，虽然阴阳五行、脏腑经络学说已基本趋于完善，针灸腧穴的名称、定位及其主治亦有了大量的介绍，但从《内经》的部分篇章中，依然能够找到早期对针灸孔穴描述的痕迹。如《素问·气府论》中有"两眉头各一""项中大筋两旁各一""耳后陷者各一""面鼽骨空各一""鼽骨下各一"等。《素问·骨空论》中有"灸寒热之法……举臂肩上陷中灸之，两季胁之间灸之，外踝上绝骨之端灸之，足小指次指间灸之，腨下陷脉灸之"等，不一而足。

《内经》是针灸发展史上的首个里程碑，从现存的《灵枢》

《素问》中，既能看到一个较为完整的脏腑经络学说体系、标准的骨度分寸度量法、精准的腧穴定位和贴切的穴位名称，又能看到那些以体表标志为基点的取穴名称。《内经》的这一特点说明，其形成不是一蹴而就的，有一个漫长的过程。在《内经》成书时，虽然大多数针灸的穴位名称已定，但对于那些还没有完全掌握针灸基本理论的人来说，有些穴位还是按照身体的部位来说更容易被接受。

不难看出，《内经》之前所产生的针灸腧穴多是以人体的体表标志作为穴位的代名。这种以体表标志作为穴位代名的描述，在葛洪《肘后备急方》，孙思邈《备急千金要方》《千金翼方》，王焘《外台秘要》中多有记载。之所以采用这种名称，或是因为这些腧穴，尤其是奇穴，多是从民间的医疗经验中搜集而来的，或是作者为了让民间大众更容易掌握针灸穴位的应用。

三、理论形成巧命名

《内经》时期，脏腑经络学说已经基本形成，针灸孔穴已发展到 160 余个。此时的社会群落、社会形态发生了很大的变化，因此腧穴就需要有一个统一的名称。在《灵枢》《素问》两书中，有过半的腧穴已有了固定的名称。

继《内经》之后，成书于西汉末至东汉延平年间的《黄帝明堂经》，是对汉以前散在于医书中的针灸腧穴文献的一次全面总结，其中博采了汉代及汉以前包括《内经》在内的医书中的大量针灸文献。《黄帝明堂经》是我国首部对针灸穴名、定位、主治、刺灸方法及其归经进行较为全面、细致论述的腧穴学专著。惜原书已佚，后有多种该书不同名称的传本及注本，主要有《明堂孔穴针灸治要》《黄帝内经明堂类成》。

《明堂孔穴针灸治要》后来被晋代皇甫谧辑录于《针灸甲乙经》一书中。隋唐时期杨上善所撰写的《黄帝内经明堂类成》一书，到后来就仅存手太阴肺经的部分内容。我们现在也只能通过《针灸甲乙经》、《黄帝内经明堂类成》残本、孙思邈《备急千金要方》《千金翼方》、王焘《外台秘要》、丹波康赖《医心方》等书的部分内容，去认识《黄帝明堂经》。

从《针灸甲乙经》中，我们看到，肢体部分的穴位已经明确了归经，头、颈、躯干部的穴位大多也有了经脉归属。在腧穴的条文中，每一个腧穴都冠以穴位名称的正名，对那些有异名的穴位，亦在其后予以列出，如"中府，肺之募也，一名膺中俞"，"中脘，一名太仓，胃募也"。

四、多名孔穴须分明

由于针灸腧穴是在不同历史时期、不同地域采集整理出来的，因此也就存在着同一个穴位有几种不同的名称，或者几个穴位有同一种名称的现象。尤其是晋唐以来，大量经方验穴的出现，穴位的多名化现象就特别明显。

在一名多穴的经穴中，有头临泣与足临泣、腹通谷与足通谷、手三里与足三里、头窍阴与足窍阴、腰阳关与足阳关、手五里与足五里。这类穴位，在《内经》《针灸甲乙经》中都是一名两穴，而且都是腧穴的正名。虽然穴名没有部位上的说明，但其归经相距甚远，因而不太会使读者产生混乱。尤其是宋以后，这些穴位都添加了部位名，区别更加明显。

一穴多名的经穴中，如《针灸甲乙经》中一穴两名的有水沟一名人中、睛明一名泪孔、颊车一名机关、风府一名舌本、合谷一名虎口等，计80余穴；一穴三名的有上脘一名上管、一名胃脘，上关一名容主、一名客主人，气穴一名胞门、一名子户等，计20余穴。另外，还有一穴四名、一穴五名、一穴六名的经穴若干。这些穴位的多名，也会产生重名的现象，加上奇穴，其重名的现象就更为明显。

此外，还有些穴位，虽名似奇穴实为经穴，或名似经穴实为奇穴，须引起注意。

第二节
腧穴的命名

针灸腧穴的每一个穴位都有它特殊的意义，这也是针灸穴位的名称不是简单地用一个数字就可以取代的原因。因此，针灸穴名的标准化也强调，在国际上，虽然语言不同，但是每一个穴位都有一个编号，编号之后一律使用汉语拼音标明针灸的穴位名称。

针灸的穴位名称，关系阴阳、五行、解剖、藏象、天文、地理、治疗范围等诸多方面，且有不少穴位采用的是比拟的命名方法。

一、以阴阳五行的相互关系命名

循行于人体体表的经脉，又称经脉的有穴通道，循行于人体体表外侧的经脉多为阳经，循行于人体体表内侧的经脉多为阴经。因此，腧穴的名称中，有"阳"字的穴位多在阳经，如阳白、阳池、阳谷、阳纲、阳溪、会阳、阳陵泉、阳交、阳辅、至阳、商阳、三阳络等；有"阴"字的穴位多在阴经，如会阴、阴陵泉、阴交、阴包、阴谷、阴郄、阴廉、阴都、三阴交等。

以五行的相互关系命名的穴位有少商、商阳、商丘、听宫、角孙，这些穴位是根据五行与五音（角、徵、宫、商、羽）的关系命名的。另外，如侠白、隐白、太白、素髎等穴，则是根据五行与五色（青、赤、黄、白、黑）的关系命名的。

二、以体表的自然标志与解剖部位命名

针灸穴位中，有部分穴位位于体表，且恰好处在某一解剖位置或其附近，因此，这些穴位就根据相关解剖名称命名，如印堂、太阳、囟会、耳尖、乳中、乳根、脐中、肩髃、肘髎、膝眼、玉门头等。

有部分穴位位于特定的骨骼、关节或其附近，如颊车、大迎、大椎、横骨、腕骨、京骨、束骨、膝关等，就是按照骨骼或关节的名称来命名的。

三、以脏腑器官的名称及相关学说命名

1. 以相近的脏腑器官命名穴位

临近脏腑，具有治疗相关脏腑疾病功能的穴位，其名以脏腑名称为主。典型代表为五脏六腑所主的背俞穴，如肺俞、心俞、肝俞、脾俞、肾俞等。这些穴位居于足太阳膀胱经背腰部的第一侧线上。而位于第二侧线，与上述穴位相临、功能相近的穴位，

则以藏象学说的理论命名，并间接地表明其穴位与相关脏腑之间的关系。

有些腹部穴位，其深处为人体的某一器官或器官的一部分，如子宫、幽门等穴，则直接取用脏器的名称。临近组织器官，具有治疗相关器官疾病功能的穴位，其穴名以器官名称为主，如耳门、瞳子髎、脑户等。

2. 虽远离脏腑，却以脏腑名称命名的穴位

有些穴位，虽远离脏腑器官，却能治疗其相应脏腑器官的疾病，如下肢的胆囊、阑尾等穴，就是按照脏腑器官的名称命名的。

3. 以藏象学说的相关内容命名穴位

藏象学说是研究人体脏腑的生理功能、病理变化及其相互关系的学说。脏，古作"藏"，指居于体内的脏腑；象，指脏腑的功能活动和病理变化反映于体外的种种征象。

足太阳膀胱经背腰部第二侧线上的一些穴位，根据脏腑五行的关系，按五脏五神之所藏命名，以表明其相应的脏腑，如魄户、神堂、魂门、意舍、志室等。

人体的某些器官附近的穴位，也有些是以藏象学说命名的，如鼻尖的素髎、口角旁的地仓、口鼻之间的人中、耳前的听宫等，是根据脏腑器官的生理功能命名的；而睛明、四白、鼻通等穴既与组织器官的生理功能有关，又能表示其穴位的功能主治。

上、中、下三焦的气化生成，如《灵枢·营卫生会》中所说的"上焦如雾""中焦如沤""下焦如渎"，表现在人体胸膺部、胃脘部、小腹部，则分别有云门、太乙、水道等穴位的名称予以解读。即上焦如雾，云门寓意雾露之状；中焦如沤，太乙寓意水谷精微在消化过程中的混沌状态；下焦如渎，水道寓意被分离出的

液体代谢物进入排泄管道，处于决渎状态。

四、以经络学说的循行关系命名

一些穴位是依据经络学说的相关内容，尤其是经穴与经脉循行的关系来命名的。如肝经的期门穴，为十二经脉的最后一对穴位，意味着十二经脉气血的周期性运行至此即将结束，将进入下一周期的运行。膀胱经的附分，是背部第二侧线上的第一对穴位，意味膀胱经脉从头颈至背部分出两条循行线，第一侧线是经脉运行的主线，第二侧线可以看作是第一侧线的附属，而第二侧线的终末穴秩边，则意味着膀胱经背部经穴到此结束，为有秩序排列的边际。膀胱经虽为阳经，但它有一个穴位名曰至阴，那是因为这个穴位是膀胱经的终末穴位，膀胱经的运行即将结束，经脉将行至足底交足少阴肾经。又如支正穴，小肠经的络穴，其穴名意指手太阳小肠经的络脉，在此处从小肠正经中别出支络，走向与其相表里的手少阴心经。

五、比拟命名

在针灸的穴位名称中，大多数采用的是比拟的方法命名。比拟的命名方法，关系到天文、地理、动植物、居所建筑等诸多方面的事物名称。

1. 以水命名穴位比拟运行于经脉中的气血

针灸孔穴中，以水命名的穴位不在少数。之所以这样，与针灸学的理论基础——经络学说有关。

经络学说认为，经络是运行气血的通路，内属于脏腑，外络于肢节，沟通内外，联系表里，将人体构成一个有机的整体。

经络包括经脉和络脉，其中经脉又有经隧、经水等诸多称法。

经隧，意为经脉流行的道路，是经脉的一种代称。"隧"字有两个解释，一是指位于身体深部的"隧道"，如《素问·调经论》："五脏之道，皆出于经隧，以行血气。"二是指与五脏六腑相联系的"大络"，如《灵枢·玉版》："胃之所出气血者，经隧也。经隧者，五脏六腑之大络也。"

经水，主要指十二经脉。在《灵枢·经水》中，有关于"五脏六腑十二经水"的记载。《灵枢·经水》以清水、渭水、海水、湖水、汝水、渑水、淮水、漯水、江水、河水、济水、漳水十二条河流分别代表不同经脉。正如经文中所言"经脉十二者，外合于十二经水"，故古代医家借用河道水流来命名人体的经脉。

以水流来形容经脉的脉气，还表现在十二经脉的特定穴、五输穴的叙述上。

五输穴是十二经脉在肘膝关节以下的五个重要经穴，分别名为井、荥、输、经、合。《灵枢·九针十二原》说："所出为井，所溜为荥，所注为输，所行为经，所入为合。"

五输穴起于四肢末端，向肘膝方向依次排列。古人用自然界的水流由小到大、由浅入深的变化来形容经气由弱渐盛的运行过程，如井水、沟渠、河流、大江、湖海。

由此不难看出，经穴的名称中以水命名的穴位如此之多的原因。以水命名的穴位，诸如尺泽、经渠、太渊、阳溪、曲池、水道、天池、极泉、涌泉、照海、水沟等，不胜枚举。

2. 以地貌比拟腧穴在人体体表的特殊标志

除去以水命名的穴位，用山川谷地等地貌名称命名的穴位也不在少数。

之所以应用山川谷地来命名人体的穴位，是考虑到一些穴位的位置正好位于人体特殊的自然标志的位置附近。如有的在突起的高骨旁，有的在关节间的凹陷或是隙缝的位置。这种穴位名称，便于寻找穴位的位置。如以山丘命名的穴位一定在高骨或是在高起的筋肉旁；而以溪谷命名的穴位一定是在凹陷低洼的部位。

以山丘命名的穴位，如昆仑、大陵、商丘、天柱等；以溪谷命名的穴位，如合谷、阳谷、前谷、通谷、陷谷等。

3. 在人体所处穴位以动植物的形态给予形象的表述

根据穴位所处位置的相应体表标志物的形态，以动植物命名的穴位有攒竹、丝竹空、鱼腰、鱼际、虎口、伏兔、犊鼻等。

4. 以居所或建筑的名称表示穴位在人体中所处的位置

腧穴是经气留行出入之处，《灵枢·九针十二原》谓："神气之所游行出入也。"腧穴有如人之居所，根据脏腑经络及其在人体的不同部位，给腧穴以不同类型的居室或建筑名称。

以居所或建筑命名的穴位中应用最多的是建筑结构中门、窗的名称，如耳门、云门、章门、京门、关门、石门、冲门、风门、哑门、命门、郄门、神门、殷门、金门等，有 23 穴之多。其次，与房屋相应的户、室、舍命名的穴位也有一些，如气户、脑户、子户、志室、气舍等。还有与贵族院落相应的府第或存储重要物件的府库，如中府、天府、俞府、风府等。

"心者，君主之官，神明出焉"，当心胸位置或其附近的穴位，则多以与君王有关的尊贵的建筑名称命名，如玉堂、紫宫、巨阙、灵台、神道等。

5. 以天文学名称或气象名称表示穴位在人体的特殊位置

有些穴位在人体的体表，与其邻近穴位的连接，有如天空中的星座，故以星宿之名命名，如天枢、天宗、璇玑等。

从十二经脉别出的络脉，其别出的部位则为络穴。经脉与别出的络脉，其枝杈的形态犹如闪电，故络穴之中亦有以雷鸣、闪电的名称命名的穴位，如列缺、丰隆等。

六、借用古代已有的名词命名

古代解剖名词中的一些体表标志，如印堂、太阳、囟会、玉门头等，被借用作针灸穴位的名称，以直接表明其所在的位置。古代解剖名词中的骨骼及关节，如颊车、大迎、大椎、横骨、腕骨、京骨、束骨等，常用来命名与其相应部位的穴位。

古代原有的地名，如商丘、昆仑、曲池等被用作穴名。穴名的应用或有意而为之，如昆仑，取其大山之义。

有不少径直取用古代建筑名称的穴位，如中庭、玉堂、紫宫、内庭等，这些穴位名称的意义与其相应的建筑功能有一定的关联。

以古代天文学命名的穴位天枢、璇玑、天宗等，和以古代气象学命名的穴位列缺、丰隆等，前面已有所叙述。

有些穴位的名称同古代官职的名称相同，既有与其所在经脉相关的意义，又能与古代官职的职能相对应。如期门，是足厥阴肝经的最后一对穴位，也是十二经脉的最后一对穴位，意味着十二经脉的周期运行就要结束，将重新自手太阴肺经开始一个新的流注循行。期门还是古代武官名称，期门穴之所属脏腑肝，为将军之官，名义相通。此类穴位还有天府、少府等。

与古代帝王将相有关的穴位有华盖、巨阙等。华盖是皇帝出行的宝伞；巨阙是帝宫的大门。虽说越王勾践的宝剑亦名巨阙，但是巨阙的穴名意义明显指向前者。

七、根据疾病的症状名称命名

有些穴位的名称是根据疾病的临床表现来命名的，如疟疾导致的痞块，有痞根穴可以治疗；肺系疾病所表现的气喘，有对应的喘息穴；肠道疾患可能出现的梗阻，有腹结穴相对应；肠鸣则有腹哀穴相应。

八、根据穴位的功能主治命名

根据穴位的功能主治命名的穴位甚多，尤其是现代出现的一些新穴，其穴名意义更是一目了然。

根据功能主治命名的穴位有听宫、哑门、定喘、安眠、牵正、睛明、翳明、养老等。

第二章

细说经穴名称

经穴，即十四经穴，既有一定的名称，又有固定的位置，分布在十四经的经脉循行线上。

经穴，又称十四经穴。"十四经穴"一词最早见于明代的《琼瑶神书》与高武的《针灸节要聚英》，两书均载有"十四经穴歌"，内容是手、足十二经脉的腧穴加上任、督二脉的腧穴。

在现存医学文献中，经穴的最早记载始于《内经》。《灵枢·本输》记载了十二经脉中的十一条经脉的五输穴。《素问·气穴论》《素问·气府论》《素问·骨空论》等篇以某经脉气所发的方式，记述了其他部位腧穴的归经。《内经》共记载了手足十一脉（无手少阴脉）和任脉、督脉的腧穴，计十三条经脉160余个孔穴。其后，《针灸甲乙经》记述了《黄帝明堂经》的一个传本——《明堂孔穴针灸治要》中的所有经穴，书中增加了手少阴心经的腧穴，有了完整的十四经穴，针灸经穴达349穴。到宋元《铜人腧穴针灸图经》《十四经发挥》等书时，经穴发展到354穴。明《针灸大成》载有经穴359穴。清《针灸逢源》将针灸经穴增加到361穴。2006年9月18日发布的国家标准《腧穴名称与定位》，将印堂穴由经外奇穴归至督脉。至此被认定的经穴有362个，其中十二经309穴、任督脉53穴。

"十四经"名称的最早记述，见于《黄帝内经太素》。《黄帝内经太素·卷九·十五络脉》杨上善注云："十二正经，有八奇经，合二十脉，名为之经。二十脉中，十二经脉、督脉及任脉、冲脉，有十四经。"

在《琼瑶神书》提出"十四经穴"之前，有"十二经穴"之说。此说始见于《铜人腧穴针灸图经》，该书下卷专设"十二经穴"一章，所列腧穴为各脉的四肢部腧穴。《针经指南·针灸杂说》的"旁通十二经穴流注孔穴图"，及杜思敬《针经节要》的"十二经穴治证"中所列的腧穴系指五输穴。明代刘纯《医经小学》卷三歌诀"经穴起止"中所谓"十二经穴始终歌"，才是十二经脉的归经腧穴。

元代滑寿《十四经发挥》将手、足十二经脉与督、任二脉一起称为十四经，并确定了人体腧穴以十四经脉为统领的分类排列形式，所列腧穴为归属其经脉的所有腧穴。《十四经发挥》对后世的医家有很大影响，其后的绝大部分针灸专著均以十四经脉的模式来排列腧穴，而这些归于十四经脉上的腧穴则被统称为十四经穴。

十四经，包括十二正经与奇经八脉中的任、督二脉。

十二正经分布于人体的左右两侧，其主要特点是：每一个名称的经脉都有左右相对应的两条；经脉的阴阳表里相互对应；每一经脉都与内脏有联系；表里经脉与内脏之间的络属是一种互换关系。

任、督二脉分布于人体的前后正中线，虽然它们也有阴阳表里的对应关系，但却没有十二正经那样与内脏之间的络属关系。

经穴的主治特点一般是经行所过，主治所及。但分布于肘膝关节以下的十二经穴，可以治疗相关的脏腑疾病，其中六阴经穴治疗内脏病尤为明显。因此，在经穴的穴名上，阴经穴则较多地运用藏象学说的理论来命名。六阳经中，足太阳膀胱经循经于躯干背侧，与人体的所有内脏皆有关联，所以足太阳膀胱经的背部穴位，也有一部分采用了藏象学说的理论来命名。

督脉的外行线起于尾骨端，贯脊上行入络于脑，因此督脉的经穴名称多与脊柱、脑神、相关脏腑器官有所关联。任脉与督脉、冲脉同起于肾下胞中，并与足少阴肾经并行一段，因此督脉的经穴名称多与泌尿生殖有关，其上段与相关脏腑器官有所关联。

第一节
手太阴肺经

1. 中府

中府，亦名膺俞。膺俞，出自《素问》。

《素问·水热穴论》曰："大杼、膺俞、缺盆、背俞，此八者，以泻胸中之热也。"

膺俞，王冰注曰："膺俞者，膺中之俞也，正名中府。"

中府之名，见于晋·王叔和《脉经》。

《脉经·平三关病候并治宜第三》云："寸口脉细，发热，吸吐，宜服黄芩龙胆汤。吐不止，宜服橘皮桔梗汤，灸中府。"《脉经·肺大肠部第四》曰："肺俞在背第三椎，募在中府。"

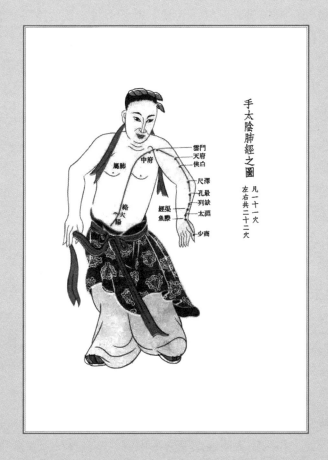

手太陰肺經之圖　　凡一十一穴　左右共二十二穴

雲門
天府
俠白
尺澤
孔最
列缺
經渠
太淵
魚際
少商

屬肺
中府
絡大腸

提起中府，人们不禁要问，该穴位于乳头上三肋，距离前正中线六寸处，在胸廓的外上缘，怎么会用个"中"字。

就这个"中"字，我们还得先从字义上来解释一下。

中，指中气，天地之气，又指中焦、胸中。

中气，中焦脾胃之气，为脾、胃、小肠对饮食水谷的消化、吸收、转输、升清降浊等生理功能。

那么，中气与位于上焦胸膺部位的这个穴位会有什么关系呢？

要了解这个问题，还得先从手太阴经的起始循行谈起。

十二经脉，以手太阴经为始。它起于中焦，上膈，属肺，从肺系横出腋下。

这里，中府的含义，与手太阴肺经的起始亦有关联。肺经起于中焦，中焦，脾胃之所在。

中气，除了中焦脾胃之气这一概念之外，还有天地之气的意思。

《素问·六旨微大论》曰："中者，天气也。"还说："上下之位，气交之中，人之居也。"

府，指府库。古代"腑"与"府"字相通。杨上善《黄帝内经明堂》曰："府，聚也。"

手太阴经的属脏为肺，肺乃天地之气在胸中聚合之处，而中府就位于该经从肺系刚刚横行出来的位置。

因此，作为手太阴经起始穴的中府，其名称的意义既含有手太阴起于中焦脾胃之意，又指本经属脏肺为天地之气在胸中储积之处。

2. 云门

云门这个词，早在这个穴名出现之前就已经存在了。

《周礼·大司乐》就有"舞云门大卷"。

云门为周代六乐舞之一，用于祭祀天神。它是中国最古老的舞蹈，相传存在于五千年前的黄帝时代，舞容、舞步均已失传，只留下这个美丽的舞名。

1973年春天，林怀民以"云门"作为舞团的名称。这是台湾第一个职业舞团，也是整个华语世界第一个当代舞团。云门舞团的舞蹈作品多取材于传统文化，以现代的观点、独特的形式呈现。《薪传》《红楼梦》《九歌》《行草三部曲》等作品，备受欢迎，一再演出，成为台湾社会三代人的共同记忆。

而经穴云门，则出自《素问》。

《素问·水热穴论》曰："云门、髃骨、委中、髓空，此八者，以泻四肢之热也。"

云门的云，指天地合气；门，为出入之通道。

云是人们所熟知的，俗称云彩，是天空中漂浮的水雾状物体。它由地面上的水蒸发成水雾上升到空中，在一定的条件下聚成较大的水珠，然后以雨水的形式降到地上。水在自然界的这种周而复始的循环，如《素问·阴阳应象大论》中所说："地气上为云，天气下为雨。"谓之天地合气。在人体内环境则为"饮入于胃，游溢精气，上输于脾，脾气散精，上归于肺，通调水道，下输膀胱"（《素问·经脉别论》）。肺主气，主肃降，只有肺气清肃，才能天地合气，犹如"云门大卷"之舞。

云门还指急流的出口，因水气状如云雾，故称云门。如晋·左思《蜀都赋》："指渠口以为云门，洒濛池而为陆泽。"《蜀都赋》后来被收录到南朝梁武帝的长子萧统组织文人共同编选的《文选》，即《昭明文选》中。在唐代五臣所注的《文选》里，张铣注曰："言水自渠而灌田，故指渠口为云门，犹云来则雨至也。"

因水气状如云雾，而称为云门，有如上焦肺的宣发功能。《灵枢·决气》中说："上焦开发，熏肤，充身，泽毛，若雾露之溉。"

因此，云门意指胸肺为天气与地气交合之处，并且寓意肺的宣发和肃降功能。

3. 天府

天府，出自《周礼·地官》，其曰："登于天府。"此处，天府为职掌宗庙宝藏的官员。

天府一词，为大家所熟知的是富庶之地这样一层意思。天府，可解释为天然的府库，比喻物产富饶。

战国时期，苏秦到秦国游说秦惠王实行连横的主张，他对秦惠王说："大王之国，西有巴蜀汉中之利，北有胡貉代马之用，南有巫山黔中之限，东有肴函之固，田肥美，民殷富，战车万乘，奋击百万，沃野千里，真是天府之国。"

汉初张良建议刘邦定都关中时也曾说过："夫关中左崤函，右陇蜀，沃野千里……此所谓金城千里，天府之国。"

西晋·陈寿《三国志·诸葛亮传》则有："益州险塞，沃野千里，天府之土，高祖因之以成帝业。"益州，指蜀汉，即现今四川省一带。

从先秦到元明时期，关中地区都曾被称作天府或天府之国。但清代以后，再也没有人把关中地区称作天府之国了。此后，天府之国多指四川成都平原地区。

作为医学名称，天府，出自《内经》。

《灵枢·本输》曰："腋内动脉，手太阴也，名曰天府。"

《素问·至真要大论》曰："病本于肺，天府绝，死不治。"

以上所述之天府，皆部位之所谓。作为穴位名称，天府，出自《素问》。

《素问·气穴论》曰："天府二穴……大禁二十五。凡三百六十五穴，针之所由行也。"

天，指天气与人体的上部。府，指府库，聚藏。

天气通于肺，肺收藏天气并与地气相合，故称为天府。

另据约成书于南北朝期间的《太上黄庭中景经》云："下念喉咙十二环，自下通流两乳间。"金·李千乘注曰："喉咙向下也。两乳名天府，玉堂真人居其间。"对于婴儿来说，母亲的两乳可谓流奶富庶之地。

若以墨汁点乳头，上臂相压，墨点着于上臂之处，正是天府穴。

观乎明堂孔穴，足太阴脾经的天溪穴，足厥阴心包经的天池、天泉穴，与肺经的天府穴几乎处在胸肺体表的同一条水平线上。这绝非偶然，而是有意为之。

4. 侠白

侠白，出自晋·皇甫谧《针灸甲乙经》。

《针灸甲乙经·手太阴及臂一十八穴第二十四》曰："侠白，

在天府下，去肘五寸动脉中。"

侠，通挟、夹。白，五行之色，在脏为肺。

这里白指肺以及白色。肺胸之两侧为上臂，侠白穴在上臂的内侧缘，可以说是两肺为两侧的上臂所夹。

侠白的另一层意思在于，两臂内夹侧胸时，贴于侧胸的两臂部分皆是上臂内侧的白肉，而侠白穴亦当上肢内侧赤白肉际上。

侠白还有藏象理论方面的表述。肺主天地之气，地气上为云，天气下为雨。白，乃天地之间的白云。在云还没有聚合成雨水之前，它被天地之气夹在其中。

5.尺泽

尺泽，出自《灵枢》。

《灵枢·本输》曰："肺出于少商……入于尺泽。尺泽，肘中之动脉也，为合，手太阴经也。"这里尺泽，既是穴名，又是脉名。

尺，长度单位。泽，水聚汇处。

前臂长约一尺，因此以肘腕两部位相对而言，则腕关节处被称为"寸"或"寸口"，而肘关节处被称为"尺"。

该穴位于肘横纹处，肺脉进入尺位肘横纹，有如注进聚水的大泽。

6.孔最

孔最，出自《针灸甲乙经》。

《针灸甲乙经·手太阴及臂凡一十八穴第二十四》曰："孔最，手太阴之郄，去腕七寸。"

孔，穴孔。最，极也，聚合也，如《管子·禁藏》曰："冬收五藏，最万物。"注曰："最，聚也。"

孔最，经脉孔穴之最。手太阴肺经在十二经脉的经气运行中排在第一位，即所谓的"太阴为始"。而该穴又是肺经的郄穴，是肺脉经气最为旺盛的地方，在十六个郄穴中，又排在首位。

7. 列缺

列缺一词，出自屈原《楚辞·远游》："上至列缺兮，降望大壑。"《陵阳子明经》云："列缺去地一千四百里。"此列缺喻指天空。

而《史记·司马相如传》则有"贯列缺之倒景兮"。集解引汉书音义："列缺，天闪也。"故张衡《思玄赋》中有列缺作为闪电的词句："丰隆轩其震霆兮，列缺晔其照夜。"

《灵枢·经脉》曰："手太阴之别，名曰列缺，起于腕上分间，并太阴之经，直入掌中，散入于鱼际。"

穴名列缺，源于手太阴经的络脉名称。

列，指陈列、列队、裂开。缺，指缺口、空隙、凹槽。

这个穴位的名称，套用已经存在的名词还是有一定道理的。

肺主天气，列缺针下之气常如闪电一般而上达头面。列缺为手太阴经的络穴。闪电之象，犹如一道闪光，下分两叉，同样手太阴经循行至列缺处时，会别出一个分支，向次指的终端运行。

此外，在桡骨茎突列缺穴的位置上，有一个明显的凹陷缺口，便于准确地选择穴位。

8. 经渠

经渠，与其下的太渊穴，同处于寸口。

《脉经·卷一》曰："寸口者，脉之大会，手太阴之动脉也。"《素问·刺禁论》："刺臂太阴脉，出血多立死。"马王堆出土的帛书《足臂十一脉灸经》："臂阴脉，循筋上廉，以走臑内，出腋内廉，之心。其病：心痛，心烦而噫。诸病此物者，皆灸太阴脉。"可见，经渠、太渊两穴，是从寸口太阴脉而来的，而经渠、太渊两穴出现之前，寸口部只可用灸而不宜针刺。

经渠穴名，出自《灵枢》。

《灵枢·本输》曰："肺出于少商……行于经渠。经渠，寸口中也，动而不居，为经。"

经，经脉，经气，经过，五输穴井、荥、输、经、合中的"经"穴。渠，水道。

肺经五行属金，经渠为肺经五输穴的"经"穴，亦属金，此处为肺金脉气与腧穴经金之气交会流通的渠道。

9. 太渊

太渊，出自《灵枢》。

《灵枢·九针十二原》曰："阳中之少阴，肺也，其原出于太渊，太渊二。"

《灵枢·本输》曰："肺出于少商……注于太渊。太渊，鱼后一寸陷者中也，为输。"

太，高大，尊贵，顶、极之意。渊，深潭，深涧。

太渊，位于寸口诊脉之处，为诸脉之会。《难经·四十五难》

曰："脉会太渊。"它是手太阴经的原穴，此处经穴的经气犹如潭水一般深不可测。作为脉口，太渊脉的脉形多种多样，是要下一番苦功与亲身实践才能有所体会的。

汉·刘熙《释名·释兵》称弓身之弯曲处为渊。该穴居于腕关节处，与弓之曲处相应。

《诗·小雅·采芑》中有"伐鼓渊渊"。渊渊，乃鼓声也。肺为储气之脏，正常人叩诊，则叩声如鼓。太渊为手太阴之输、原，《灵枢·九针十二原》曰："五脏有疾，当取之十二原。"就是说，肺之有疾，当取肺经的原穴太渊。太渊之治，如桴捶鼓，渊渊之声立效也。

10. 鱼际

鱼际，出自《灵枢》。

《灵枢·本输》曰："肺出于少商……溜于鱼际。鱼际者，手鱼也，为荥。"

鱼，拇掌肌肉的隆起形状。际，边际。

第一掌骨内侧肌肉肥厚，形状似鱼，因此古人常常将此处称为"鱼"或者"手鱼"。此处肌肉嫩白，与掌骨外侧背面的肌肤有一定的差别，因此内外侧之间有一道比较明显的、黑白相交的界线，即赤白肉际。

鱼际穴位于第一掌骨中点，当赤白肉际处。鱼际内侧的肥厚肌肉，即我们现在所说的大鱼际肌。

11. 少商

少商这个名字，曾经有人将其翻译成英文"Young Merchant"，即少年商人。这样的翻译令人啼笑皆非。大指末端的这个穴位与少年商人能有什么关系？译者仅从他所了解到的这两个汉字的个别意思去理解，没能深刻地理解到经穴的名称与它所处的位置，以及阴阳五行、藏象学说之间的关系，是无法翻译好这个穴位的名称的。

那么，少商到底是什么意思呢？

少商，出自《灵枢》，是手太阴经的最后一个腧穴。

《灵枢·本输》曰："肺出于少商，少商者，手大指端内侧也，为井木。"

少，少量的，微小的。商，五音之一，属金，属肺。

三国·魏·张揖《广雅·释乐曰》："神农琴有五弦，曰：宫、商、角、徵、羽。文王又增两弦，曰少宫、少商。"

传说中，周文王为了悼念他死去的儿子伯邑考，在五根弦的基础上，增加了一根弦，称为"少宫"。周武王伐纣时，为了增加士气，又增添了一根弦，称为"少商"。因此，七弦琴也被称为"文武七弦琴"。

古琴的指法左右不同，其中右手用于拨动琴弦，左手则常用拇指桡侧指甲角部位按压琴弦，这也说明了该穴的所在位置与五音的关系。

少商为商的高音。高音不像低音那样，虽然声高却传不多远。而低沉的声音，如大鸣钟般，能传到很远的地方。

少商，手太阴肺经的最后一对穴位，位于手指末端。太阴肺五行属金，肺之经气从脏走手，达到手指末端时，商金之气已微弱至极。

第二节
手阳明大肠经

1. 商阳

了解了手太阴肺经的终末穴位少商，再来认识商阳，就容易多了。

商阳，是手阳明大肠经的第一个经穴，出自《灵枢》。

《灵枢·本输》曰："大肠上合手阳明，出于商阳。商阳，大指次指之端也，为井金。"

商，五音之一，属金。阳，阳经，阳金。

肺与大肠相表里，肺属金，大肠亦属金，肺为阴金，大肠为阳金。肺金的一个分支从它的络穴列缺分出，走向食指指端，在这里，阴金经气已经转化成阳金经气。

另外，商阳穴还是手阳明大肠经的特定穴，五输穴中的井穴。阳经井穴的五行归属为金、为商。商阳穴不管是所属经脉，还是本穴，都属于商金。

2. 二间、三间

接下来的穴位是二间、三间。二间并不在食指的第二节上，三间也不在食指的第三节上，那么这两对穴位为什么会有这样的称法呢？

二间、三间，均出自《灵枢》。

《灵枢·本输》曰："大肠上合手阳明……溜于本节之前二间，为荥；注于本节之后三间，为输。"

二、三为序数第二、第三。间，间隙，可指孔窍、穴位。

要知道，二间、三间的间，有骨间间隙之意。骨间，即关节。二间、三间两穴分别在食指第二指节的后方和第三指节（指掌关节）的后方，为手阳明大肠经的第二、第三孔穴。

3. 合谷

合谷，又名虎口。

合谷，原为山名，出自《山海经·中山经》"合谷之山"。后人常常用合谷来比喻山岭、谷地。

穴名合谷，出自《灵枢》。

《灵枢·本输》曰："大肠上合手阳明……过于合谷。合谷，在大指歧骨之间，为原。"

合，开合、结合与合拢之意。谷，山坳，谷地。

本穴当手太阴经与手阳明经的结合处，又是肌肉的结合处。肌肉的结合处，即古人所谓"肉之大会"，也被称为谷。手背第一、第二掌骨之间的肌肉开则凹陷如谷，合则突起如山岭，所以此处被命名为合谷。

又因本穴是手太阴肺经与手阳明大肠经的交接，是通过其支脉，"从腕后直出次指内廉出其端"，而手阳明大肠经的循行有"循指内侧白肉际，入合谷两谷之间"。说明手背第一、第二掌骨之间，是手太阴肺经与手阳明大肠经两条经脉来回行经的谷地。

合谷的别名为虎口。虎，八卦中的寅木。寅木者，风也。口，

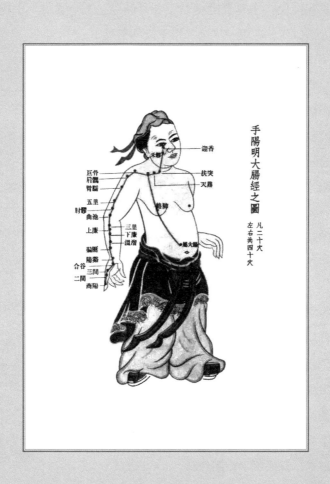

手陽明大腸經之圖

凡二十穴
左右共四十穴

迎香
扶突
天鼎

禾髎

巨骨
肩髃
臂臑
五里
肘髎
曲池
上廉
三里
下廉
温溜
偏歷
陽谿
合谷
三間
二間
商陽

絡脾

屬大腸

出入之所也。该穴可用来治疗中风、面瘫、抽缩等风疾，故名。

关于虎口，《千金翼方·针灸中》有"心痛，灸两虎口白肉际七壮"。《千金翼方·针灸上》还有"又合谷，在虎口后纵纹头立指取之宛宛中，主耳聋飕飕然中如蝉鸣"。《千金翼方》中虎口所指，为部位名，即第一、第二指掌间的指蹼。

4. 阳溪

阳溪，出自《灵枢》。

《灵枢·本输》曰："大肠上合手阳明……行于阳溪。阳溪，在两筋间陷者中也，为经。"

阳，阳经，手背向阳的位置。溪，山溪或山洼的流水沟。

该穴位于手背横纹桡侧端，拇指上翘时，当拇长、短肌腱之间的凹陷处。古代称筋膜的连接处，谓之曰"肉之小会"，亦称为谿。谿，通溪。阳溪，谓阳经手背阳部的凹陷处。

5. 偏历

偏历，出自《灵枢》。

《灵枢·经脉》曰："手阳明之别，名曰偏历，去腕三寸，别入太阴。"穴名偏历，源于手阳明经的络脉名称。

偏，侧旁，偏离，倾斜。历，行走，经历。

本穴为手阳明经的络穴，经脉主干行经于此，分出一别支，偏离出来，斜络于手太阴经脉。

6. 温溜

温溜，出自《针灸甲乙经》。

《针灸甲乙经·手阳明及臂凡二十八穴第二十七》曰："温溜，一名逆注，一名蛇头。手阳明郄，在腕后少士五寸，大士六寸。"

温，温暖。溜，通流、留。

温溜，在阳溪之上五寸。古人冬日室外暖手，往往将两手相互插进袖口里，手指在袖口里所到达的位置，约当温溜穴处。

手阳明经与手太阴经互为表里，主人一身之表。该穴具有疏风发汗、温经散寒的作用。

7. 下廉、上廉

下廉、上廉，均出自《针灸甲乙经》。

《针灸甲乙经·手阳明及臂凡二十八穴第二十七》曰："下廉，在辅骨下去上廉一寸……上廉，在三里下一寸。"

上、下，指高低。廉，指边缘。

两穴在前臂背面桡骨前缘，下者为下廉，上者为上廉。

8. 手三里

手三里，出自《针灸甲乙经》。

《针灸甲乙经·手阳明及臂凡二十八穴第二十七》曰："手三里，在曲池下二寸，按之肉起兑肉之端。"

手，指上肢。三里，长度里程，此处以寸为记。

该穴距离其上的曲池穴只有两寸，但是与肘关节的近距离却有三寸，因其在手臂，故称为手三里。

《针灸甲乙经》宋以前版本皆作三里。为与下肢三里有所区别，《太平圣惠方》作手三里记述。其后《针灸甲乙经》传本皆以手三里称之。

9. 曲池

曲池，山东古地名。《左传·桓公十二年》载："盟于曲池。"盟，聚在一起立誓。

穴名曲池，出自《灵枢》。

《灵枢·本输》曰："大肠上合手阳明……入于曲池，在肘外辅骨陷者中，屈臂而得之，为合。"

曲，弯曲。池，水液停聚之处。

屈肘时，肘横纹的纹头即为该穴，此处会出现一个凹陷，形如水池。

该穴为本经五输穴中的合穴，为该经经气深聚之处，经气至此，有如水流入池。

10. 肘髎

肘髎，出自《针灸甲乙经》。

《针灸甲乙经·手阳明及臂凡二十八穴第二十七》曰："肘髎，在肘大骨外廉陷者中。"

肘，上臂与前臂相接处向外凸起的部分。髎，孔洞，穴窟。

肘髎是位于肘部的孔穴。

11. 手五里

手五里，出自《针灸甲乙经》，原名五里。

《针灸甲乙经·手阳明及臂凡二十八穴第二十七》曰："五里，在肘上三寸，行向里大脉中央。"

手，指上肢。五里，长度里程，此处以寸为记。

该穴位于曲池穴上三寸，距肘尖大约有五寸长，距天府穴也是五寸。

《针灸甲乙经》宋以前版本皆作五里。为和下肢三里有所区别，《圣济总录》作臂五里记述，《针灸资生经》作手五里。

12. 臂臑

臂臑，出自《礼记·少仪》，"大宰以牛九肩，臂臑折九个"。

穴名臂臑，出自《针灸甲乙经》。

《针灸甲乙经·手阳明及臂凡二十八穴第二十七》曰："臂臑，在肘上七寸，腘肉端，手阳明络之会。""腘"，《备急千金要方》卷二十九、《外台秘要》卷三十九改作"䐃"。䐃，隆起如块状的肌肉。

臂，上臂。臑，肩下方的肌肉，即现今所说的三角肌。

该穴位于三角肌隆起之终端附近，故直接以原有的名词"臂臑"为其经穴名。

13. 肩髃

肩髃，出自《针灸甲乙经》。

《针灸甲乙经·肩凡二十八穴第十三》曰："肩髃，在肩端两骨间，手阳明、跷脉之会。"

肩，肩膀，脖子旁边胳膊上边的部分。髃读"yú"，同隅，拐角。

该穴因位于肩头髃骨处，即肩部隅角位，故命名为肩髃。

14. 巨骨

巨骨，古代解剖学名称。

穴名巨骨，出自《素问》。

《素问·气府论》曰："手太阳脉气所发者三十六穴……巨骨穴各一。"

巨，大。骨，骨头。

古之巨骨，即现今所说的锁骨。该穴在锁骨与肩胛骨之间，故以其所靠近的锁骨，即巨骨来命名。

15. 天鼎

天鼎，出自《针灸甲乙经》。

《针灸甲乙经·颈凡十七穴第十二》曰："天鼎，在缺盆上，直扶突，气舍后一寸五分，手阳明脉气所发。"

天，天气，人体的上部。鼎，古代的宝器，或者烹饪用的炊具。

古代宝鼎，三足两耳。人头之像，头大颈细，耳在头的两侧，如鼎之像。该穴当颈侧位，颈部为吸入天气的重要通道。

16. 扶突

扶突，出自《灵枢》。

《灵枢·本输》曰："缺盆之中，任脉也，名曰天突。一次任脉侧之动脉，足阳明也……二次脉手阳明也，名曰扶突。"

《灵枢·根结》曰："手阳明根于商阳，溜于合谷，注于阳溪，入于扶突、偏历也。"

扶，扶持，辅佐，铺四指曰扶。突，凸出，突起，高处为突。

头部为人体的最高位，也为人体最大的突起部分。最能说明扶突的是该穴当结喉两侧旁三寸的位置，结喉为颈部表面的突起，该穴距离这个突起为同身三寸。一夫法取穴以手指四横指的宽度为三寸，故名扶突。

17. 口禾髎

口禾髎，出自《针灸甲乙经》。

《针灸甲乙经·面凡二十九穴第十》曰："禾髎在直鼻孔下，侠水沟傍五分，手阳明脉气所发。"

禾，谷类植物的统称；或单指粟米，即谷子。髎，孔洞，穴窟。

穴当口鼻之间，即鼻孔之下，口吻之上。饭食做熟后，鼻子能闻到谷物的馨香。

18. 迎香

迎香，出自《针灸甲乙经》。

《针灸甲乙经·面凡二十九穴第十》曰："迎香，一名冲阳，在禾髎上，鼻孔旁，手、足阳明之会。"

迎，迎接。香，香气，香味。

肺开窍于鼻，鼻子在正常情况下，能闻到香臭。肺又与大肠相表里。呼吸道的疾患，往往会导致鼻塞不通。取穴迎香，则能解除相关病证，使鼻子能够迅速地感觉到香臭。

第三节
足阳明胃经

1. 承泣

承泣，出自《针灸甲乙经》。

《针灸甲乙经·面凡二十九穴第十》："承泣，一名鼷穴，一名面髎，在目下七分，直目瞳子，阳跷、任脉、足阳明之会。"

承，承受。泣，泪水。

该穴位于眼眶下缘正中，承接泪水之处。

2. 四白

四白，出自《针灸甲乙经》。

《针灸甲乙经·面凡二十九穴第十》曰："四白，在目下一寸，向频骨颧空，足阳明脉气所发。"

四，四方，四野。白，光明，洁白，清晰。

四白在眼眶下方眶下孔的位置。眼睛有疾，针刺这个穴位，则能够看清楚四周的物体。

3. 巨髎

巨髎，出自《针灸甲乙经》。

《针灸甲乙经·面凡二十九穴第十》曰："巨髎，在侠鼻孔傍八分，直瞳子，跷脉、足阳明之会。"

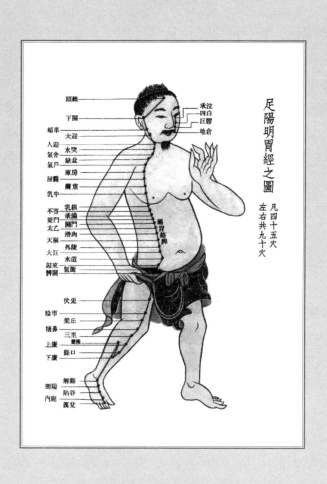

巨，大也。髎，孔洞，穴窟。

该穴在上颌骨与颧骨交接处的巨大空隙中。

4. 地仓

地仓，出自《针灸甲乙经》。

《针灸甲乙经·面凡二十九穴第十》曰："地仓，一名会维，侠口傍四分……跷脉、手足阳明之会。"

地，土地，此处指土地所出产的谷物。仓，仓廪，仓库。

《素问·六节藏象论》云："地食人以五味……五味入口，藏于脾胃。"该穴当口角旁，口接纳土地所出产的食物，口腔连接食道至胃，胃如谷仓，口如谷仓的入口。

5. 大迎

大迎，出自《针灸甲乙经》。

《针灸甲乙经·面凡二十九穴第十》曰："大迎，一名髓孔，在曲颌前一寸三分骨陷者中，动脉，足太阳脉气所发。"

大迎，古代骨名。下颌骨古称大迎骨，穴位所在之处的动脉称为大迎脉，此处的穴名也就被定为大迎穴。

6. 颊车

颊车，《内经》中曾提到该穴，但没用此名。如《素问·气穴论》曰："曲牙二穴。"王冰注曰："颊车穴也。"又如《素问·气府论》曰："耳下牙车之后各一。"王冰注为："二穴颊车。"

颊车穴名，出自《针灸甲乙经》。

《针灸甲乙经·面凡二十九穴第十》曰："颊车，在耳下曲颊端陷者中，开口有孔，足阳明脉气所发。"

颊，古称辅。颊车，原称辅车。

辅车，有成语"唇亡齿寒，辅车相依"，典出自《左传·僖公五年》："谚所谓辅车相依，唇亡齿寒者，其虞虢之谓也。"

春秋时期，晋国的近邻有虢、虞两个小国。晋国想吞并这两个小国，计划先打虢国。但是晋军要开往虢国，必须先经过虞国。如果虞国出兵阻拦，甚至和虢国联合抗晋，晋国虽强，也将难以得逞。

晋国大夫荀息向晋献公建议："我们用屈地产的名马和垂棘出的美玉，作为礼物送给虞公，要求其借道让我军通过，估计那个贪恋财宝的虞公会同意为我们借道。"晋献公说："这名马、美玉是我们晋国的两样宝物，怎可随便送人？"荀息笑道："只要大事成功，宝物暂时送给虞公，还不是等于放在自己家里一样吗！"晋献公明白这是荀息的计策，便派他带着名马和美玉去见虞公。

虞国大夫宫之奇知道了荀息的来意，便劝虞公千万不要答应晋军借道的要求，说道："虢虞两国，一表一里、唇亡齿寒，辅车相依，如果虢国灭亡，我们虞国也就要保不住了！"这里的"辅"是指面颊，"车"是指牙车骨。面颊和牙车骨，是一表一里、互相依存的。嘴唇和牙齿，也是表里相依的，嘴唇如果不存在了，牙齿没有遮掩，就要受寒。"唇亡齿寒"，也叫"唇齿相依"。

可惜目光短浅、贪财无义的虞公，竟听不进宫之奇的良言忠告，反而相信了晋国的阴谋欺骗，不但答应"借道"，而且愿意出兵帮助晋军，一同去攻打虢国。宫之奇预料祖国将亡，无法挽救，只得带着家小，趁早逃到曹国去了。

这样，晋献公在虞公的"慷慨帮助"下，轻而易举地把虢国灭亡了。晋军得胜回来，驻扎在虞国，说要整顿人马，暂住一段时间，虞公还是毫不戒备。不久，晋军发动突然袭击，一下子就把虞国也灭亡了。虞公被俘，屈地产的名马和垂棘出的美玉，最终回到了晋献公的手里。

辅车相依，说明辅与车之间密不可分的相互依存关系。

辅，三国·魏·张揖《广雅·释亲》曰："辅谓之颊。"宋·丁度《集韵》解："辅骨曰颛。"

颊车，即辅车。颊与辅为人的颊骨；车是牙床。其穴在下颌的颊角部，临近牙床，故名。

7. 下关

下关是一个常见的地理名称，如南京市下关区、大同市大同县下关乡、江苏淮安下关古镇等。中国的古关隘中，也有以下关命名的。

穴名下关，出自《灵枢》。

《灵枢·本输》曰："刺下关者，欠不能呿。"

下，上的反位。关，机关，关节，关闭，关口。

穴在耳前，沈彤《释骨》曰："在耳前者曰关。"该穴当颧弓与下颌切迹所形成的凹陷处，在闭嘴时有凹空，嘴巴张开，下颌关节向下运动时，凹空处则被关闭，形成突起。下关与颧弓上方的上关穴相对应。

8. 头维

头维，出自《针灸甲乙经》。

《针灸甲乙经·头直鼻中发际傍行至头维凡七穴第一》曰："头维，在额角发际侠本神两傍，各一寸五分，足少阳、阳维之会。"

头，头部。维，隅角，维系，维护。

字典上可能还查不到维是隅角的含义。可是在《广雅·释言》中，有"维，隅也"的解释。隅，就是角。因此，头维就是头角，位于额头两侧额角入发际处。

9. 人迎

人迎，在颈部，结喉旁开1.5寸，胸锁乳突肌前缘，颈总动脉搏动处，即脉诊部位。在中医脉诊中居于重要地位的，除寸口动脉外，还有人迎脉、趺阳脉两大动脉。人迎，胃脉也。人得天地之气而成，水谷之气而生。

穴名人迎，出自《灵枢》。

《灵枢·本输》曰："缺盆之中，任脉也，名曰天突。一次任脉侧之动脉，足阳明也，名曰人迎。"

《灵枢·根结》曰："足阳明根于厉兑……入于人迎、丰隆也。"

人，指人这个生命体。迎，迎接，接受。

人迎穴当喉结两旁之颈动脉搏动处，可以迎受天地五脏之气以养人。

10. 水突

水突，出自《针灸甲乙经》。

《针灸甲乙经·颈凡十七六第十二》曰："水突，一名水门。在颈大筋前，直人迎下，气舍上，足阳明脉气所发。"

水，水谷。突，喉突。

该穴位于颈部，意指颈部食管为阳明水谷之气通达出入之处，且该穴近邻喉突。

11. 气舍

气舍，出自《针灸甲乙经》。

《针灸甲乙经·颈凡十七穴第十二》曰："气舍，在颈直人迎下，侠天突陷者中，足阳明脉气所发。"

气，呼吸之气。舍，居所。

该穴位于颈部，靠近喉咙。喉咙为呼吸之气上下出入的通道。

12. 缺盆

缺盆，出自《素问》。

《素问·水热穴论》曰："大杼、膺俞、缺盆、背俞，此八者，以泻胸中之热也。"

缺，空缺。盆，大口无盖的盛器。

该穴在锁骨上窝。锁骨上窝形如无盖之盆，其上空缺。

13. 气户

气户，出自《针灸甲乙经》。

《针灸甲乙经·胸自气户侠输府两傍各二寸下行至乳根凡十二穴第十六》曰："气户，在巨骨下输府两傍各二寸陷者中，足阳明脉气所发。仰而取之。"

气，呼吸之气。户，居所与谨护闭塞之处。

该穴位于锁骨下缘，胸膺上，为呼吸之气出入停留、居住护藏之地。

14. 库房

库房，出自《针灸甲乙经》。

《针灸甲乙经·胸自气户侠输府两傍各二寸下行至乳根凡十二穴第十六》曰："库房，在气户下一寸六分陷者中，足阳明脉气所发。仰而取之。"

库，仓库。房，房屋。

该穴位于胸膺，穴位深处为肺脏，为肺气储积的仓库。

15. 屋翳

屋翳，出自《针灸甲乙经》。

《针灸甲乙经·胸自气户侠输府两傍各二寸下行至乳根凡十二穴第十六》曰："屋翳，在库房下一寸六分。"

屋，房屋。翳，遮蔽，屏障。

该穴位于胸肺部。肺为气屋，外有胸肋、胸膺的遮蔽而形成坚实的屏障。

16. 膺窗

膺窗，出自《针灸甲乙经》。

《针灸甲乙经·胸自气户侠输府两傍各二寸下行至乳根凡十二穴第十六》曰："膺窗，在屋翳下一寸六分。"

膺，前胸。窗，屋上通风采光的孔洞。

穴当胸膺肋骨之间。肋骨间隙犹如房屋所开之窗。

17. 乳中、乳根

乳中、乳根，均出自《针灸甲乙经》。

《针灸甲乙经·胸自气户侠输府两傍各二寸下行至乳根凡十二穴第十六》曰："乳中，禁不可刺灸。"又曰："乳根，在乳下一寸六分陷者中，足阳明脉气所发。仰而取之。"

乳中位于乳头正中，乳根位于乳房直下的根底部，二者均依其位置命名。

18. 不容

不容，出自《针灸甲乙经》。

《针灸甲乙经·腹自不容侠幽门两傍各一寸五分至气冲凡二十三穴第二十一》曰："不容，在幽门傍各一寸五分，去任脉二寸，直四肋端，相去四寸，足阳明脉气所发。"

不，不能，不许。容，容纳，包容。胃为水谷之海，受纳水谷饮食。

该穴有治疗呕吐反胃、脘腹胀满等不能容纳食物的胃部诸症。

19. 承满

承满，出自《针灸甲乙经》。

《针灸甲乙经·腹自不容侠幽门两傍各一寸五分至气冲凡二十三穴第二十一》曰："承满，在不容下一寸，足阳明脉气所发。"

承，承受，承接。满，饱满，充满。

该穴可和上一穴名不容连读。胃为空腑，在生理情况下，实而不能满，胃有受纳、分解、吸收、下泄的功能。但是，承受水谷的胃一旦出现饱胀，食物纳滞不得下行的病变情况时，就可使用此类穴位，以解除相关症状。

20. 梁门

梁门，古地名，在今河北省徐水县。战国时为赵（后属燕）

之汾门。

穴名梁门，出自《针灸甲乙经》。

《针灸甲乙经·腹自不容侠幽门两傍各一寸五分至气冲凡二十三穴第二十一》曰："梁门，在承满下一寸，足阳明脉气所发。"

梁，梁木，亦通"粱"。门，出入之通道。

该穴在承满之下，为谷粱胃内下行的门户。又有中医病名伏梁，意指脐上心下深伏形如梁木的硬块，为治疗心下痞满积聚的伏梁病的常用腧穴。

21. 关门

关门，出自《针灸甲乙经》。

《针灸甲乙经·腹自不容侠幽门两傍各一寸五分至气冲凡二十三穴第二十一》曰："关门，在梁门下，太乙上……足阳明脉气所发。"

关，关藏，关闭。门，出入之通道。

该穴处于胃底位，胃底连着幽门，为胃之关。关门之意，即指其为纳谷与收藏水谷的门户，又具有治疗完谷不化、大肠滑泄等病证的功能。

22. 太乙

关于太乙，历史上有着不同的记述。

太乙，是商朝开国君主成汤的祭名，也作天乙、大乙、高祖乙。

太乙，也是商朝的一位太子，亦作太丁。《史记》称他尚未登基就已去世，不过有些人仍然把他列为商朝君主之一，谥号"商代王"。

终南山的主峰名，也叫太乙，亦为终南山的代称。

太乙，又作太一，原意为元始、最初。《礼记·礼运》曰："礼必本于太乙。分而为天地，转而为阴阳，变而为四时。"就此太乙，疏曰："太乙者，谓天地未分混沌之元气也。"因此，太乙之本意，乃是天地初始的样子——混沌之气。

穴名太乙，出自《针灸甲乙经》，又名太一（孙思邈《备急千金要方》）。

《针灸甲乙经·腹自不容侠幽门两傍各一寸五分至气冲凡二十三穴第二十一》曰："太乙，在关门下一寸，足阳明脉气所发。"

该穴居于天枢穴的上方。天枢为北斗七星之首，古称太乙神居于北极星。《史记·天官书》曰："中官天极星，其一明者，太一常居也。"

穴下为胃肠之所在，谓胃肠之清浊在此尚未分清，犹如天地之气尚未分明的太乙之象。

23. 滑肉门

滑肉门，出自《针灸甲乙经》。

《针灸甲乙经·腹自不容侠幽门两傍各一寸五分至气冲凡二十三穴第二十一》曰："滑肉门，在太乙下一寸，足阳明脉气所发。"

滑，光滑，滑利。肉，肌肉。门，出入之通道。

穴下为肠曲之所在，肠内有平滑的肌肉，即现在所说的平滑肌，能够促进被消化食物及其残渣沿肠道向下运行。

24. 天枢

天枢，北斗七星之首，又名北斗一，是斗勺部位离北极星最近的一颗星，全天第35亮星。

穴名天枢，出自《针灸甲乙经》。以此借喻为天地之枢机。

《针灸甲乙经·腹自不容侠幽门两傍各一寸五分至气冲凡二十三穴第二十一》曰："天枢，大肠募也，一名长溪，一名谷门，去肓俞一寸五分，侠脐两傍各二寸陷者中，足阳明脉气所发。"

天，天地之天，人的上半身指天，下半身指地。枢，枢纽，枢要。

《素问·至真要大论》曰："身半以上，天之分也，天气主之；身半以下，地之分也，地气主之。半，所谓天枢也。"《素问·六微旨大论》亦曰："天枢之上，天气主之；天枢之下，地气主之。"

该穴位于脐旁，脐横纹为人体上下身的分界处，名曰天枢，意指该穴居于人身上下枢要之处。

25. 外陵

外陵，出自《针灸甲乙经》。

《针灸甲乙经·腹自不容侠幽门两傍各一寸五分至气冲凡二十三穴第二十一》曰："外陵，在天枢下，大巨上，足阳明脉气所发。"

外，外邪，向外，或指身体的表面。陵，山陵，陵丘；古同"凌"，侵犯，欺侮。

该穴临近肚脐，易于遭受外邪的侵袭。寒湿之邪外袭，可导致脐腹作痛。寒热气结，或积滞凝聚，会产生压力施向腹壁，使腹部形成如陵丘样的隆起。该穴对于绕脐腹痛、疝气，有一定的治疗作用。

26. 大巨

大巨，出自《针灸甲乙经》。

《针灸甲乙经·腹自不容侠幽门两傍各一寸五分至气冲凡二十三穴第二十一》曰："大巨，一名腋门，在长溪下二寸，足阳明脉气所发。"

大，与小对。巨，巨大，古通"钜"，富也。

该穴内应腹腔中的小肠与膀胱。小肠经与膀胱经同属太阳，太阳经古称巨阳经，如马王堆出土帛书《阴阳十一脉灸经》中的臂钜阳脉、足钜阳脉。《素问·五脏生成》称为手、足巨阳。

腹腔为人体最大的腔体，腔体之大，远超脑腔与胸腔。由于腹部体表柔软，伸缩性较强，为腹腔的内容提供充裕的空间。但是腹腔的内容达到一定程度时，会向腹壁挤压，致使腹部向外突起，如孕妇的肚子，往往是这个位置突出最明显。还有，当膀胱充盈到逼尿程度时，肚皮也会隆起，腹壁紧张，而此处相当于充盈的膀胱的底部。

27. 水道

水道，出自《针灸甲乙经》。

《针灸甲乙经·腹自不容侠幽门两傍各一寸五分至气冲凡二十三穴第二十一》曰："水道，在大巨下三寸，足阳明脉气所发。"

水，水液，水津。道，道路，通道。

穴当小腹下部，穴下为输尿管之所过，有行水、通淋、利尿的功效，也有约束水液的作用，可用来治疗三焦热结、小便不利，以及水液不得制约、遗溺失禁等病证。

28. 归来

归来，出自《针灸甲乙经》。

《针灸甲乙经·腹自不容侠幽门两傍各一寸五分至气冲凡二十三穴第二十一》曰："归来，一名溪穴，在水道下二寸。"

归，返回。来，去之对。归来，回归之意。

谈到归来，会马上想到陶渊明的《归去来兮辞》："归去来兮，田园将芜胡不归？"那么，这里经穴所说的归来，意指什么？如果不回归，又将会如何？

人体体腔内的器官偏离了原来的位置，就会产生疾患，应该使其回归原来的位置，才能解除病痛。临床上常见的疾病有偏坠疝气、子宫脱垂等。

该穴当小腹下部，腹股沟上方，对于器官偏离原位的病证，有促进其恢复、返归其位的作用。

29. 气冲

气冲，一名气街。气街，出自《灵枢》《素问》等篇。

《灵枢·海论》曰："胃者水谷之海，其腧上在气街，下至三里。"

《素问·气府论》曰："足阳明脉气所发者六十八穴……气街动脉各一。"

气冲，见《针灸甲乙经》。冲脉，足阳明之会。

《针灸甲乙经·腹自不容侠幽门两傍各一寸五分至气冲凡

二十四穴第二十一》曰："气冲,在归来下,鼠鼷上一寸,动脉应手,足阳明脉气所发。"

气,脉气,气街,阻滞之气。冲,搏动,上冲,上行,冲脉。

气街,部位名,足阳明胃经在腹部"下夹脐如气街中"。气街当人体腹股沟附近脉动的这一区域。因为气冲穴就在此区域内,因此,气街也就成了气冲穴的另一名称。《素问·痿论》曰:"冲脉者,经脉之海也,主渗灌溪谷,与阳明合于宗筋,阴阳总宗筋之会,会于气街。"《难经·二十七难》曰:"冲脉者,起于气街,并足阳明之经,夹脐上行,至胸中而散也。"

另,该穴临近腹股沟,乃疝气易发之处,疝气发作时,会从该处冲出一状如气囊的突起。

30. 髀关

髀关,人体部位名。《灵枢·经脉》云:"胃足阳明之脉……其支者,起于胃口,下循腹里,下至气街中而合,以下髀关。"

《素问·气府论》曰:"足阳明脉气所发者六十八穴……伏兔上各一。"王冰注曰:"谓髀关二穴也。"

髀关穴名,见于《针灸甲乙经》。

《针灸甲乙经·足阳明及股凡三十穴第三十三》曰:"髀关,在膝上伏兔后,交分中。"

髀,大腿前上方。关,关节处。

髋关节的轴心股骨大转子位为髀枢。杨上善《黄帝内经太素·阴阳合》云:"夫为门者具有三义:一者门关,主禁者也……二者门阛,谓是门扉,主关闭也……三者门枢,主转动者也。"该穴位于髋关节前方,故名髀关。

31. 伏兔

伏兔，人体部位名，《灵枢·经脉》曰："胃足阳明之脉……其支者，起于胃口，下循腹里，下至气街中而合，以下髀关，抵伏兔。"

伏兔穴名，见于《针灸甲乙经》。

《针灸甲乙经·足阳明及股凡三十六穴第三十三》曰："伏兔，在膝上六寸，起肉间，足阳明脉气所发。"

伏，俯伏。兔，兔子。

穴位在股前方肌肉丰厚之处，其形如兔俯伏。

32. 阴市

用"阴"字命名的穴位不少，大多为阴经的孔穴。阳经的经穴中，除足阳明胃经的阴市外，还有足太阳膀胱经的至阴。至阴位于足小趾端，足太阳膀胱经循行至此，将进入足底，交接于足少阴肾经，寓意明确。而足阳明胃经的阴市，当股前膝上，与阴经、足部相距甚远。有人认为，"阴"可能是"阳"字的误写，不过有该穴的别名"阴鼎"佐证，"阴"字不至于被误写。

阴市，出自《针灸甲乙经》。

《针灸甲乙经·足阳明及股凡三十六穴第三十三》曰："阴市，一名阴鼎，在膝上三寸，伏兔下，若拜而取之。"

阴与阳相对。市，集市，集散。从字面意义上理解，该处是阴邪集散之地，易受阴邪侵袭，具有驱散阴邪的作用。

从有关文献来看，该穴的主治，如《针灸甲乙经》的"寒疝痛，腹胀满"，《千金》的"膝上伏兔中寒""寒疝下至腹膝，腰痛如清水，小腹诸疝"等叙述，就能够看出，所谓阴邪，主要指的是寒邪、湿邪。

至于同出自《针灸甲乙经》的别名阴鼎，其意义在于：该穴近临膝部，卧床屈膝时，膝关节处骨骼的结构发生了改变，髌骨在上，股骨、胫骨和腓骨在下，犹如三条腿的鼎器，且膝关节部的疾患，多阴冷、疼痛、肿胀，甚至带有积液。

另外，还有人认为，阴市的"市"，可能为"市"的误写。

抱有这种观点的人引证道：市，音"fú"，许慎《说文解字》曰："市，韠也，上古衣蔽前而已，市以象之。"若以阴市两字解释，则意指穴当遮蔽阴部的市，指边缘处。

33. 梁丘

梁丘，出自《针灸甲乙经》。

《针灸甲乙经·足阳明及股凡三十穴第三十三》曰："梁丘，足阳明郄，在膝上二寸。"

梁，通粱，谷物。丘，土丘，丘陵。

胃者，仓廪之官，五行属土。该穴是胃经的郄穴，为足阳明经气深聚之所在。深聚于此的经气如同堆积如丘的谷梁。

34. 犊鼻

犊鼻，出自《灵枢》。

《灵枢·本输》曰："刺犊鼻者，屈不能伸。"

犊，小牛。鼻，口鼻。

膝盖与其下的两膝眼形如牛鼻。该穴在形如牛鼻的外膝眼中，故以犊鼻名之。

35. 足三里

足三里，又名下陵、三里。

《灵枢·九针十二原》曰："阴有阳疾者，取之下陵三里。"

《灵枢·本输》曰："胃出于厉兑……入于下陵。下陵，膝下三寸，胻骨外三里也，为合。"

《灵枢·根结》曰："足阳明根于厉兑……注于下陵。"

《素问·水热穴论》曰："气街、三里、巨虚、上下廉，此八者，以泻胃中之热也。"

而足三里名称的使用，始于宋《太平圣惠方》。

《太平圣惠方·三十六种黄点烙应用俞穴处》曰："三里二穴：在膝下三寸，脚外廉陷者宛宛中。上廉二穴：在足三里下三寸，两筋两骨罅陷者宛宛中。"

从《太平圣惠方》这段话中可以看出，书写者原意并没有将三里穴名改为足三里，"足"在这里只是当作部位来讲的，而后来人们索性将"足"与"三里"连读作为这个穴位的名称了。

足，指下肢。三里，指三寸。

《素问·针解》说："所谓三里者，下膝三寸也。"穴当外膝眼犊鼻穴下同身寸三寸，故名。

36. 上巨虚、下巨虚

巨虚，即距虚，原为兽名。《尔雅·释地》曰："西方有比肩兽焉，与邛邛距虚比（相亲近），为邛邛距虚啮（咬食）甘草，即有难，邛邛距虚负（背负）而走，其名谓之蟨（jué）。"张揖《广雅·释兽》曰："距虚，野兽，驴马之属，善走。"

巨虚两穴，《灵枢·本输》中称为巨虚上廉与巨虚下廉。

《灵枢·本输》曰："胃出于厉兑……复下三里三寸为巨虚上廉，复下上廉三寸为巨虚下廉也。"

《太平圣惠方·三十六种黄点烙应用俞穴处》曰："上廉二穴：在足三里下三寸，两筋两骨罅陷者宛宛中。下廉二穴：在足上廉下三寸，两筋两骨罅陷者宛宛中。"

《太平圣惠方》这段话，又让人误以为有了足下廉这个穴位名称。

穴名上巨虚与下巨虚，见于《铜人腧穴针灸图经》。

《铜人腧穴针灸图经·足阳明胃之经左右凡三十穴》曰："上廉二穴，一名上巨虚，在三里下三寸，当举足取之。"又曰："下廉二穴，一名下巨虚，在上廉下三寸，当举足取穴。"

上，与下互对。巨，巨大。虚，空软的间隙。

《灵枢·邪气脏腑病形》就该穴的选取方法提示道："取之巨虚者举足。"杨上善《黄帝内经太素》解释说："足胻外独陷大虚之中，名曰巨虚。"

该穴当胫骨外缘巨大的空软间隙处，与巨虚兽名同，借巨虚兽之善走，来喻指小腿。

37. 条口

条口，出自《针灸甲乙经》。

《针灸甲乙经·足阳明及股凡三十穴第三十三》曰："条口，在下廉上一寸，足阳明脉气所发。"

条，长条。口，孔，空，意为穴孔。

穴居小腿外缘，此处肌肉狭长如条，或如刀口型，以此得名。

条，又为风名条风。《淮南子·天文训》曰："距日冬至四十五日，条风至。"《山海经·南山经》曰："东北风为条风。"冬至后四十五日为立春。立春条风至，万物调和，地气生发。穴名条口的另一层意思是说该穴还是治疗风病的要穴。

38. 丰隆

丰隆，丰盛之意，又是雷神名、云师名。

屈原《离骚》云："吾令丰隆乘云兮，求宓妃之所在。"《淮南子·天文训》载："季春三月，丰隆乃出。"张衡《思玄赋》言："丰隆轩其震霆兮，列缺晔其照夜。"唐·李善注："丰隆，雷公也。"张揖《广雅·释天》曰："云师，谓之丰隆。"

穴名丰隆，出自《灵枢》。

《灵枢·经脉》曰："足阳明之别，名曰丰隆，去踝八寸，别走太阴。"穴名丰隆，源于足阳明经的络脉名称。

丰，丰满。隆，隆盛。

该穴为足阳明经之络穴，当小腿前方肌肉高大、丰满处，经脉运行至此，正处于经气旺盛之时，有地气丰隆、云雷所生之意。

39. 解溪

解溪，出自《灵枢》。

《灵枢·本输》曰："胃出于厉兑……行于解溪。解溪，上冲阳一寸半陷者中也，为经。"

解，缓解、解除，系解。溪，水溪，溪谷。

穴当踝关节前筋肉的间隙中，能够治疗踝部软组织疾患，缓解局部的肌肉紧张，以解除病痛。

有人认为，该穴当系解鞋带之处。先秦时，人们穿什么样的鞋，有无鞋带，如何系带，均难以言说，此解仅作参考。

40. 冲阳

冲阳，切脉部位名称，又称趺阳脉，位于足背胫前动脉搏动处，属足阳明胃经的经穴。趺阳脉最早见于东汉·张仲景的《伤寒杂病论》。现行版本《伤寒论》《金匮要略》两书中对趺阳脉的论述达 29 处之多（包括伤寒论条例辨脉、平脉篇）。

穴名冲阳，出自《灵枢》。

《灵枢·本输》曰："胃出于厉兑……过于冲阳。冲阳，足跗上五寸陷者中也，为原。摇足而得之。"

《灵枢·根结》曰："阳明根于厉兑，溜于冲阳。"

冲，冲动，冲要。阳，指足背。

该穴处有足背动脉搏动，冲击着足背，故名。因趺阳脉搏动于此穴处，故趺阳脉又叫作冲阳脉。

在冲阳穴名出现之前，此穴曾叫作足阳明脉。如《素问·骨空论》曰："灸寒热之法……足阳明跗上动脉灸之。"《史记·扁鹊仓公列传》曰："头痛身热，使人烦满？臣意即以寒水拊其头，刺足阳明脉，左右各三所，上病旋已。"

41. 陷谷

陷谷，出自《灵枢》。

《灵枢·本输》曰："胃出于厉兑……注于陷谷。陷谷者，上中指内间上行二寸陷者中也，为输。"

陷，塌陷，陷阱。谷，溪谷，山坳，谷地。

该穴能够治疗水病，而肢体水肿的患者，往往能够在病位处按压出下陷的凹窝。陷谷之意，可能与此有关。

42. 内庭

内庭，建筑学名称，是指位于建筑群内部，能采光通风的室外空间，如北京四合院的院子。

穴名内庭，出自《灵枢》。

《灵枢·本输》曰："胃出于厉兑……溜于内庭。内庭，次指外间也，为荥。"

内，内里，内方。庭，庭堂。

该穴位于第二、三趾的趾蹼之间，位置隐蔽，犹如大门之内的庭院。

43. 厉兑

厉兑，出自《灵枢·根结》。

《灵枢·本输》曰："胃出于厉兑。厉兑者，足大指内次指之端也，为井金。"

《灵枢·根结》曰："阳明根于厉兑。"

厉，《广雅》谓"磨也"，使其锋利；又指带，衣带的下垂部分。兑，兑现，兑付；古同"锐"，尖锐；又为八卦之一，《易·序卦》中，兑卦代表沼泽；《易·说卦》说，"兑者，说也"，兑指口。

厉，锋利，金属的性质。该穴为阳经的井穴，阳经井穴的五行属金。该穴当次趾的趾甲角旁，大多数人的次趾在脚趾中最长，伸出最远，趾甲不经修剪，角质锋利。穿破鞋袜的位置也多在大趾、次趾爪甲尖处。古时的衣着，衣带下垂至足部，其所触及之处即厉兑。该穴为足阳明胃经的最后一对穴位，经脉运行至此，对该经四十五对经穴的滋养已全部兑付完毕。兑，在八卦中代表沼泽，足阳明胃经从头下行至足丫，犹如水流从山顶流到山脚，再到池泽。厉兑虽然位当下肢的末端，却具有典型的上病下取的远端取穴治疗作用，尤善治疗兑卦所指的口部及其附近器官的疾患，如口歪、齿痛、面肿等疾患。

第四节
足太阴脾经

1. 隐白

隐白，出自《灵枢》。

《灵枢·本输》曰："脾出于隐白。隐白者，足大指之端内侧也，为井木。"

隐，指隐藏、隐去，亦指微小。白，五行中指金气的颜色。

该穴为足太阴脾经的第一个穴位。从经脉的关系上看，十二经脉的第一条肺经与第二条大肠经为互为表里的两条经脉，在五行上属金。而足太阴脾经与与其交接的第三条经脉足阳明胃经，在五行上则同属于土。在这个层面上，可以说是金气已在此隐伏，土气开始生发壮大。

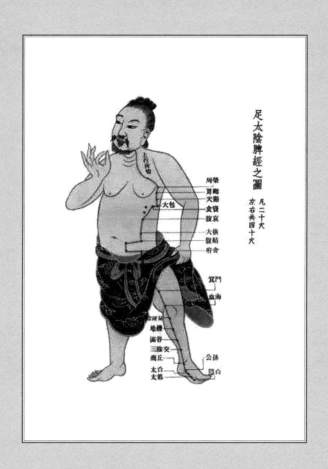

足太陰脾經之圖　凡二十穴　左右共四十穴

左肘俠喉

周榮
胸鄉
天谿
食竇
腹哀
大橫
腹結
府舍

大包
箕門
血海
陰陵泉
地機
漏谷
三陰交
商丘
太白
太都

公孫
隱白

从经穴的关系上看，足太阴脾经承接足阳明胃经，足阳明胃经的最后一个穴位是厉兑，厉兑在五输穴中的五行属性为金，金在色为白，厉兑过后，到了隐白，则金气隐去，或只有微小的金气，木气生发壮大（十二经五输穴的五行属性，阴经从木开始，阳经从金开始，都是相生的关系）。

另外，该穴位于足大趾内侧爪甲根旁白肉处，此处常被圆口布鞋的鞋面所遮盖，故亦可以此理解隐白。

2. 大都

穴名大都，出自《灵枢》。

《灵枢·本输》曰："脾出于隐白……溜于大都。大都，本节之后，下陷者之中也，为荥。"

大，盛大；在此还指大趾。都，都会，储积；《广雅·释地》称都为池。汇集亦为都，如《文选·与吴质书》载："顷撰其遗文，都为一集。"古代称头目、首领为都，如都护、都监（官名）、都府（中央所属各部、府的长官）等。

该穴为足太阴脾经的第二个穴位，穴当大趾跖趾关节的前方。跖趾关节是趾骨与跖骨汇集之处，而大趾的跖趾关节又是五个跖趾关节中最大的，犹如头目、统领。

3. 太白

太白，出自《灵枢》。

《灵枢·九针十二原》曰："阴中之至阴，脾也，其原出于太白，太白二。"

《灵枢·本输》曰："脾出于隐白……注于太白。太白，腕骨之下也，为输。"此处"腕骨"，《针灸甲乙经·卷三第三十二》作"核骨"。

太，大，广，高大，非常，亦指太阴经。白，白色，五行中指金气的颜色。

太白为足太阴脾经的五输穴之一，脾经属土，该穴又是井、荥、输、经、合五输穴中的输穴，五行亦属土，故太白穴即土经的土穴，土能生金，故内中的金气旺盛。

太白，又为天象名称，即星体中的金星，也喻指金气。

太白，还是山的名称，曰终南山。因为该穴位于高大突起的第一跖骨小头的后缘，当赤白肉际处，跖骨小头骨高，此处肌肤肉非常白，也可象形地比拟于太白终南山。

4. 公孙

提到公孙，人们自然会想到一个叫作公孙杵臼的人，这人便是我国古代著名忠义故事《赵氏孤儿》的主角。他是赵盾、赵朔父子的门客。赵家被满门抄斩之际，他和程婴合谋，藏匿赵氏孤儿赵武，献出了自己的生命。

公孙，复姓，最早出现的公孙氏是在上古时期。据南宋·罗泌《路史》载："神农同母弟勖，嗣少典国君，世为诸侯，后以公孙为姓。轩辕帝初名公孙，后改姬。"所有他的后代里，有部分姓公孙，称公孙氏。

《内经》中的公孙，为络脉名称。

《灵枢·经脉》云："足太阴之别，名曰公孙。去本节之后一寸，别走阳明。"

穴名公孙，源于足太阴经的络脉名称。

除姓氏之外，公孙两字分拆：公，祖与父皆可称公，亦可谓主干系；孙，可看作分支、支派。

该穴为足太阴经的络穴，络脉从足太阴经主干系的这一点分出，犹如从父辈分出的一个支派。

至于有人说这一穴位首先是公孙氏族的人发现并应用的，尚无明确依据，仅作参考。

5. 商丘

商丘，众所周知是河南省的古城。

商丘位于亚欧大陆东岸，我国中原东部，简称商或宋，为中国历史文化名城，拥有五千余年的建城史。它是华夏文明的发祥地之一，钻木取火的发源地，中国商人、商品、商业的发源地，六朝古都，即"三皇五帝"时期、夏朝、商朝、周朝宋国、西汉梁国、南宋都建都于此。因其曾是商朝都邑之所在，后成为商部落的废墟，故以商丘为名。

穴名商丘，出自《灵枢》。

《灵枢·本输》曰："脾出于隐白……行于商丘。商丘，内踝之下，陷者之中也，为经。"

商，五音之一，属金。丘，丘陵，土丘，高岗。

该穴为脾经五输穴中的第四个穴位，五行属金，谓经气至此积聚如丘。

另外，该穴位于足内踝前下缘的凹陷中，而内踝形态犹如山丘之状。

至于穴名商丘，与地名商丘有没有什么内在的联系，实在是难以言说。不过，商丘地处中原，从五行方位上看，中属土，土能生金，这与脾经属土，该穴在五输穴中的五行属金还是一致的。

6. 三阴交

三阴交，出自《针灸甲乙经》。

《针灸甲乙经·足太阴及股凡二十二穴第三十》曰："三阴交，在内踝上三寸骨下陷者中，足太阴、厥阴、少阴之会。"

三，数字。阴，指阴经。交，交会，交接。

该穴位于内踝上三寸，当胫骨后缘，为足太阴、足少阴、足厥阴三条阴经交会之处。

三阴交，一名足太阴。《千金翼方·卷二十八》曰："足太阴穴，在内踝上一夫，一名三阴交。"《千金翼方·卷二十六》曰："足太阴穴，在内踝后白肉际陷骨宛宛中。"

7. 漏谷

漏谷，出自《针灸甲乙经》。

《针灸甲乙经·足太阴及股凡二十二穴第三十》曰："漏谷，在内踝上六寸骨下陷者中，足太阴络。"

漏，滴漏、渗泄之意。谷，水谷。

该穴具有渗湿除淋、固肠止泻的作用，用治小便淋沥不止、大便滑泄不禁。水液水谷的泄利，犹如漏谷而不止。

8. 地机

地机，出自《针灸甲乙经》。

《针灸甲乙经·足太阴及股凡二十二穴第三十》曰："地机，一名脾舍，足太阴郄，别走上一寸，空在膝下五寸。"

地，指脾土，亦可指人体的下部、下肢。机，机要，机关，《淮南子·精神训》有"机发于踵""机，喻疾也"。

该穴是足太阴脾经的郄穴，为脾土之枢纽，是治疗腹部及下肢病变的枢要之处。

9. 阴陵泉

阴陵泉，一名阴之陵泉，出自《灵枢》。

《灵枢·本输》曰："脾出于隐白……入于阴之陵泉。阴之陵泉，辅骨之下，陷者之中也，伸而得之，为合。"

《灵枢·九针十二原》曰："疾高而内者，取之阴之陵泉。"

阴，人体内侧，阴面。陵，丘陵，高起之处。泉，泉水。

该穴在膝内侧胫骨内髁高大隆起处的下方，为脾经五输穴的合穴，经气至此盛旺，如泉水之外流。

10. 血海

血海，四海之一。

穴名血海，出自《脉经》。

《脉经·平三关病候并治宜第三》曰："尺脉弦，小腹痛，小腹及脚中拘急，宜服建中汤、当归汤，针血海泻之。"

《针灸甲乙经·足太阴及股凡二十二穴第三十》曰："血海，在膝髌上内廉白肉际二寸半，足太阴脉气所发。"

血，血气。海，河流百川所归之处。

血海是脾经的重要穴位，太阴经多血少气，与多气多血的足阳明经相为表里。脾统血，血海穴以治疗血证见长。

该穴以治疗妇科月经病见长，如月经不调、痛经、闭经、崩漏等，还可以治疗风疹、湿疹、绣球风等皮肤瘙痒类疾患。之所以能够治疗皮肤瘙痒，乃是由于瘙痒属风，血行风自灭这一中医基础理论的说法。皮肤瘙痒，犹如百虫所挠，故该穴另有一别名，叫作百虫巢（张介宾《类经图翼》、杨继洲《针灸大成》）。

11. 箕门

箕门，出自《针灸甲乙经》。

《针灸甲乙经·足太阴及股凡二十二穴第三十》曰："箕门，在鱼腹上越两筋间，动脉应手……足太阴脉气所发。"

箕，簸箕；又是星名、风名。门，出入之通道。

簸箕之状前大后小。张腿而坐称为箕踞。《礼记·曲礼》中载"立毋跛，坐毋箕，寝毋伏"，是说箕踞之坐态为不端不雅之态势。但是，该穴位于血海穴上六寸，缝匠肌内侧，取此穴时必须使身体处于箕踞状态。

箕星有四，形如箕状，主风。《后汉书·张衡传》中言主风之神的风师为箕伯，而箕门穴就是治疗下肢风病的穴位。

12. 冲门

冲门，出自《针灸甲乙经》。

《针灸甲乙经·腹自期门上直两乳侠不容两傍各一寸五分下行至冲门凡十四穴第二十二》曰："冲门，一名慈宫，上去大横五寸，在府舍下横骨两端，约文中动脉，足太阴、厥阴之会。"

冲，冲动，搏动，上冲。门，出入之通道。

该穴临近气街，为下肢与腹部经气流注的门户。穴约当腹股沟外端上缘，股动脉搏动处外侧。下腹逆气上冲的病证常从此处发起。

13. 府舍

府舍，出自《针灸甲乙经》。

《针灸甲乙经·腹自期门上直两乳侠不容两傍各一寸五分下行至冲门凡十四穴第二十二》曰："府舍，在腹结下三寸，足太阴、阴维、厥阴之会。"

府，广义指脏腑，狭义指内腑。舍，处所。

该穴位于下腹部，腹腔为脏腑所居之处，而腹腔下半部则主要以腑为主。

14. 腹结

腹结，出自《针灸甲乙经》。

《针灸甲乙经·腹自期门上直两乳侠不容两傍各一寸五分下行至冲门凡十四穴第二十二》曰："腹屈，一名腹结，在大横下一寸三分。"

腹，腹部，腹腔。结，结聚、结块。

该穴可使肠内痛结得以舒缓，滑泄不固得以收敛。

15. 大横

大横，出自《针灸甲乙经》。

《针灸甲乙经·腹自期门上直两乳侠不容两傍各一寸五分下行至冲门凡十四穴第二十二》曰："大横，在腹哀下三寸，直脐傍，足太阴、阴维之会。"

大，长大。横，与竖相对。

大横，通过肚脐连接的横线，与体内之横结肠相对应。

16. 腹哀

腹哀，出自《针灸甲乙经》。

《针灸甲乙经·腹自期门上直两乳侠不容两傍各一寸五分下行至冲门凡十四穴第二十二》曰："腹哀，在日月下一寸五分，足太阴、阴维之会。"

腹，腹部，腹腔。哀，哀痛，哀鸣。

刺灸该穴及其相应部位能够解除腹中哀痛和肠中鸣响等症状。

17. 食窦

食窦，出自《针灸甲乙经》。

《针灸甲乙经·胸自云门侠气户两傍各二寸下行至食窦凡十二穴第十七》曰："食窦，在天溪下一寸六分陷者中，足太阴脉气所发。"

食，食物，饲养。窦，水道，洞穴。

乳头位于第四肋间隙，该穴位于第五肋间隙，近临乳头。乳汁从妇人乳头溢出，饲养婴儿。

食窦的一个别名，曰命关，出自南宋·窦材《扁鹊心书》。

命，生命，性命。关，关卡，关头，关键。命关意指该穴的应用与生命攸关。《扁鹊心书》中，记载了大量濒危的临床案例，都是通过重灸命关穴，才使患者的生命得以延续的。

18. 天溪

天溪，出自《针灸甲乙经》。

《针灸甲乙经·胸自云门侠气户两傍各二寸下行至食窦凡十二穴

第十七》曰："天溪，在胸乡下一寸六分陷者中，足太阴脉气所发。"

天，指天及人体的上部。溪，溪流。

天气通于肺。该穴位于胸肺，人体躯干的上部，第四肋间隙，靠近乳头。谓乳房分泌乳汁，犹如溪水一样，溢流下来。

19. 胸乡

胸乡，出自《针灸甲乙经》。

《针灸甲乙经·胸自云门侠气户两傍各二寸下行至食窦凡十二穴第十七》曰："胸乡，在周荣下一寸六分陷者中，足太阴脉气所发。仰而取之。"

胸，胸膺。乡，面积广阔之地。

该穴位于胸膺，胸膺为乳上的一片广阔区域。

20. 周荣

周荣，出自《针灸甲乙经》。

《针灸甲乙经·胸自云门侠气户两傍各二寸下行至食窦凡十二穴第十七》曰："周荣，在中府下一寸六分陷者中，足太阴脉气所发。仰而取之。"

周，全身。荣，荣气，荣养。

水谷之气谓之荣（营）气，《素问·痹论》称："荣者，水谷之精气也。"该穴为脾经在前胸部的最后一个穴位，其穴下深部为肺，肺为先后天之气交会之处。荣养全身之经气，皆从肺脏发出。

21. 大包

大包，出自《灵枢》。

《灵枢·经脉》曰："脾之大络，名曰大包，出渊腋下三寸，布胸胁。实则身尽痛，虚则百节皆纵，此脉若罗络之血者，皆取之脾之大络脉也。"

足太阴脾经，除了络脉公孙外，另有一个大的络脉，就是大包。

穴名大包，也就是这个大络脉的名称。

大，广大。包，包容，包罗。

大包为脾经的最后一个穴位，脾为中土，五行的位置被其他四脏所包裹，故名之大包。与上述几个穴位不同，大包位于侧胸部。

第五节
手少阴心经

1. 极泉

极泉，出自《针灸甲乙经》。

《针灸甲乙经·手少阴及臂凡十六穴第二十六》曰："极泉，在腋下筋间动脉入胸中，手少阴脉气所发。"

极，最也，极高，极深。泉，水源。

该穴当上臂内侧最高、最深之处。针刺该穴，不用长针难以到达针刺所能感应之处。另外，极泉也意味着手少阴心经之经气，来自于胸肺深部的属脏——心，又从极高之处流下，直达指端。

2. 青灵

青灵，出北宋官修方书《太平圣惠方》。宋·王惟一《铜人腧穴针灸图经》将其归为经穴。

《太平圣惠方·明堂》曰："青灵二穴，在肘上二寸，伸肘举臂取之，灸三壮，主肩不举，不能带衣也。"

《铜人腧穴针灸图经·手少阴心经左右凡十八穴》曰："青灵二穴，在肘上三寸，举臂取之，治肩不举，不能带衣，头痛振寒，目黄胁痛。"

青，通清。灵，心灵，灵巧，灵活。

该穴主治中有"头痛振寒"，头痛发热得愈，则脑清目明。该穴为心经腧穴，心藏神，神安，则心灵清净。

青灵有一别名青灵泉，见于明·李梴《医学入门》。

关于青灵一穴的定位归经，至今仍然有人对已被国际标准化了的经穴提出质疑。他们认为，被归为手少阴经的青灵，实际上就是手少阳经穴清泠渊（宋以后作清冷渊）的讹传。清泠渊，在《备急千金要方》的"针灸卷"中被称作清泠泉。

清泠渊，一名青灵。其清泠渊穴名当据《针灸甲乙经·卷三》《备急千金要方》《千金翼方》等书更正为清泠渊。

清，通青。汉·刘熙《释名》曰："清，青也。"故清泠渊又作青泠渊（见宋《太平圣惠方·卷九十九》）。泠，音"líng"，清凉之义。《说文解字》中，"泠"字注曰："凡清泠用此字。"唐代医书中，为避唐高祖名讳，将清泠渊改作青灵泉，或青灵泉缺"泉"字被看成"青灵"，宋人编书采用唐代文献未能及时改回，以至于

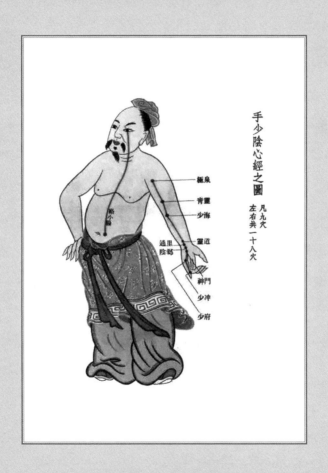

手少陰心經之圖　凡九穴　左右共一十八穴

極泉
青靈
少海
靈道
通里
陰郄
神門
少衝
少府

縮小陽

青泠渊、青灵穴名同时见于《太平圣惠方》。而宋徽宗主持太医们编撰的《圣济总录·卷一百九十四》及明·朱橚等撰写的《普济方·针灸门》等书均作青灵渊。宋元时期的《西方子明堂灸经》作"青泠泉，又名清泠渊、青灵"。可能当时王惟一在编撰《铜人腧穴针灸图经》时未能及时察觉，以为《太平圣惠方·卷一百》所载之"青灵"又是一穴，而归入手少阴经。

3. 少海

少海，出自《针灸甲乙经》。

《针灸甲乙经·手少阴及臂凡十六穴第二十六》曰："少海者，水也。一名曲节，在肘内廉节后陷者中，动脉应手，手少阴脉之所入也，为合。"

少，少阴。海，大海。

该穴为手少阴心经井、荥、输、经、合五输穴中的合穴。五输穴喻指人体的经气，从指（趾）端微弱似井水开始逐步旺盛，至肘膝关节附近，则经气犹如大海。

4. 灵道

灵道，出自《针灸甲乙经》。

《针灸甲乙经·手少阴及臂凡十六穴第二十六》曰："灵道者，金也。在掌后一寸五分，或曰一寸。手少阴脉之所行也，为经。"

灵，心灵。道，径路，通道。

该穴为心经的郄穴，心藏神，心神，亦可叫作心灵。本穴为手少阴心神之气的通道。

5. 通里

通里，络脉名称，出自《灵枢》。

《灵枢·经脉》曰："手少阴之别，名曰通里，去腕一寸，别而上行，循经入于心中，系舌本，属目系。"

穴名通里，原于手少阴络脉的名称。

通，沟通，通达。里，内里，邻里。

该穴为手少阴之络穴，既能通达深入少阴之里，又能沟通手太阳经而深入腹里，下至小肠。

6. 阴郄

阴郄，出自《针灸甲乙经》。

《针灸甲乙经·手少阴及臂凡十六穴第二十六》曰："手少阴郄，在掌后脉中，去腕五分。"

《备急千金要方·针灸上》曰："阴郄，在掌后动脉中，去腕半寸，手少阴郄也。"

阴，指少阴。郄，穴孔，此处特指郄穴。

该穴为手少阴经之郄穴，别名手少阴郄，为手少阴经气深聚之处。

7. 神门

神门，部位名，脉名，亦作手少阴。

《素问·至真要大论》曰："神门绝，死不治。"王冰注曰："神门，在手之掌后，锐骨之端，动脉应手，真心气也。"

《素问·三部九候论》曰："中部人，手少阴也。"王冰注曰：

"谓心脉也，在掌后锐骨之端，神门之分，动应于手也。"

《脉经·病可刺证第十三》曰："伤寒喉痹，刺手少阴。少阴在腕当小指后动脉是也。"

与寸口手太阴产生经渠、太渊类似，神门手少阴产生了阴郄、神门。

有关神门位置的叙述见于《难经》，而穴名神门，则出自《针灸甲乙经》。

《难经·六十六难》曰："少阴之原，出于兑骨。"

《针灸甲乙经·手少阴及臂凡十六穴第二十六》曰："神门者，土也。一名兑冲，一名中都。在掌后兑骨之端陷者中，手少阴脉之所注也，为俞。"

神，指心神。门，出入之通道。

该穴为心经原穴，原穴是脏腑原气（亦称元气）经过和留止的部位，那么心经原穴神门就是心原神气留行出入之门户。

8. 少府

少府，官名，始于战国，秦汉沿用，为九卿之一。掌管山海地泽的收入和皇室手工业制造，为皇帝的私府。

经穴少府，出自《针灸甲乙经》。

《针灸甲乙经·手少阴及臂凡十六穴第二十六》曰："少府者，火也，在小指本节后陷者中，直劳宫，手少阴脉之所溜也，为荥。"

少，指少阴。府，指府库、聚藏。

该穴位于拳掌之中，喻此为少阴心神聚藏之处，针刺该穴可用以收摄心神，故名。

9. 少冲

少冲，出自《针灸甲乙经》。

《针灸甲乙经·手少阴及臂凡十六穴第二十六》曰："心出少冲。少冲者，木也。一名经始，在手小指内廉之端，去爪甲如韭叶，手少阴脉之所出也，为井。"

少，指少阴、小指，亦指经气之微弱。冲，冲要。

该穴位于小指终端，指甲角内侧缘冲要之处，此处手少阴经气初生，尚未盛旺。

第六节
手太阳小肠经

1. 少泽

少泽，出自《灵枢》。

《灵枢·本输》曰："手太阳小肠者，上合手太阳，出于少泽。少泽，小指之端也，为井金。"

少，指小指，亦指微小、微弱。泽，沼泽，生长水草的低洼之地。

该穴当小指指甲角外侧缘。太阳经气刚刚萌发，还相当微弱，如水流尚处在低洼的沼泽。

2. 前谷、后溪

前谷、后溪，均出自《灵枢》。

《灵枢·本输》曰："手太阳小肠者，上合手太阳，出于少泽……溜于前谷，前谷，在手外廉本节前，陷者中也，为荥。注于后溪，后溪者，在手外侧本节之后也，为输。"

前，与后相对应。谷，山坳，谷地。溪，山溪或山洼的流水沟。

前穴位于小指侧指掌关节前方的凹陷处，后穴于小指侧指掌关节后方的凹陷处。前穴有一凹陷被称作谷，后穴同样有一凹陷，但因此凹陷处于手掌掌横纹的纹头处，故称作溪。

3. 腕骨

腕骨，古解剖名，位于手外侧腕前起始部，即今之豌豆骨。

穴名腕骨，出自《灵枢》。

《灵枢·本输》曰："手太阳小肠者，上合手太阳，出于少泽……过于腕骨，腕骨，在手外侧腕骨之前，为原。"

隋·杨上善引用《明堂》之言曰："腕骨在手外侧腕前起骨下陷中，即此起骨为腕骨，此经穴名腕骨。"

4. 阳谷

阳谷，出自《灵枢》。

《灵枢·本输》曰："手太阳小肠者，上合手太阳，出于少泽……行于阳谷，阳谷，在锐骨之下陷者中也，为经。"

阳，指手太阳、手腕腕背之阳及阳气。谷，山坳，谷地。

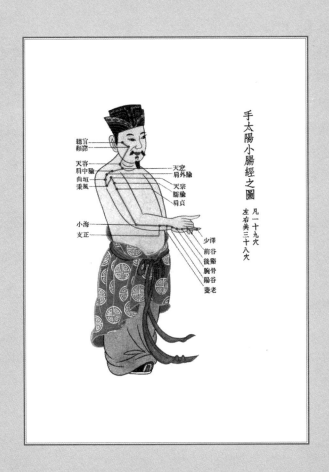

手太陽小腸經之圖　凡一十九穴　左右共三十八穴

聽宮
顴窌
天容
肩中腧
曲垣
秉風
小海
支正

天窗
肩外腧
天宗
臑腧
肩貞

少澤
前谷
後谿
腕骨
陽谷
養老

该穴为手太阳经的原穴，位于尺骨小头高起处与腕部短骨之间的凹陷中。

5. 养老

养老，出自《针灸甲乙经》。

《针灸甲乙经·手太阳凡一十六穴第二十九》曰："养老，手太阳郄，在手踝骨上一空，腕后一寸陷者中。"

养，奉养。老，高龄，老迈。

该穴能够治疗诸如眼目昏花、筋骨酸痛等疾患，因为这些病症是老年人容易出现的，故命名为养老。

6. 支正

支正，出自《灵枢》。

《灵枢·经脉》曰："手太阳之别，名曰支正。上腕五寸，内注少阴；其别者，上走肘，络肩髃。"

穴名支正，为手太阳小肠经的络穴。

支，分支，支线，支持。正，正道，主线。

手太阳经循行至该穴处，分出一条支线，走向手少阴经，故以此命名。

7. 小海

小海，出自《灵枢》。

《灵枢·本输》曰："手太阳小肠者，上合手太阳，出于少泽……入于小海，小海，在肘内大骨之外，去肘端半寸，陷者中也，伸臂而得之，为合。"

小，指手太阳小肠经。海，河流百川所归之处。

该穴为手太阳小肠经的合穴，在五输穴中位于肘膝关节附近。经言所入为合，小肠经的经气至此已相当旺盛，犹如水流注入大海。

8. 肩贞

肩贞，出自《素问》。

《素问·气穴论》曰："肩贞二穴。"

肩，肩部。贞，通"正""定"，端方正直，如《周易·干》中的元、亨、利、贞，此指正气、精气。

该穴位于肩关节后下方，为肩部正气所居之处。

9. 臑俞

臑俞，出自《针灸甲乙经》。

《针灸甲乙经·肩凡二十八穴第十三》曰："臑俞，在肩臑后大骨下胛上廉陷者中，手太阳、阳维、跷脉之会，举臂取之。"

臑，肩下方的肌肉，即现今所说的三角肌。俞，同腧、输，又通枢。

该穴当肩后肩胛冈下缘的肩关节附近，为肩臂臑肉的枢纽，臂臑经气输注之处。

10. 天宗

天宗，天上的星辰。早在《礼记·月令》中就有记载："天下乃祈来年于天宗。"郑玄注曰："天宗，谓日月星辰也。"唐·房玄龄《晋书·天文志》谓宗星是象征帝王宗室的星。

穴名天宗，出自《针灸甲乙经》。

《针灸甲乙经·肩凡二十八穴第十三》曰："天宗，在秉风后大骨下陷者中，手太阳脉气所发。"

天，天空，亦指人之上半身。宗，朝宗，宗仰。

该穴当肩胛骨中部，与曲垣、秉风等穴位相连，犹如天空中的星座。

11. 秉风

秉风，出自《针灸甲乙经》。

《针灸甲乙经·肩凡二十八穴第十三》曰："秉风，侠天髎在外，肩上小髃骨后，举臂有空，手阳明、太阳、手足少阳之会。"

秉，秉受，秉承；又同权柄。风，风邪。

该处当肩背易受风邪侵袭之处，而为治疗背部风邪的要穴。

12. 曲垣

曲垣，出自《针灸甲乙经》。

《针灸甲乙经·肩凡二十八穴第十三》曰："曲垣，在肩中央曲甲陷者中，按之动脉应手。"

曲，弯曲，曲折。垣，短墙；天体划分的范围亦作垣。

该穴当肩胛冈上窝内侧，如被短墙所围绕。天上的恒星，古人将其分为三垣二十八宿。该穴与天宗穴相呼应，与天宗、秉风等穴相连，宛如夜空中的星座。

13. 肩外俞、肩中俞

肩外俞、肩中俞，皆出自《针灸甲乙经》。

《针灸甲乙经·肩凡二十八穴第十三》曰："肩外俞，在肩胛上廉，去脊三寸陷者中……肩中俞，在肩胛内廉，去脊二寸陷者中。"

肩，肩背。外与中，方位的比较。俞，穴俞。

穴当肩背，距脊柱稍远者取名肩外俞，距离脊柱较近者称为肩中俞。

14. 天窗

俗话天窗，有这么几层意思。

设在屋顶上用以透光和通风的窗子，称天窗，如唐·李白《明堂赋》："藻井彩错以舒蓬，天窗豌翼而衔霓。"山崖、洞窟顶部透光的缝隙亦称天窗，如汉·应劭《汉官仪·卷下》载："太山盘道，屈曲而上，凡五十余盘，经小天门、大天门，如从穴中视天窗矣。"唐·钱起《登覆釜山遇道人》曰："攀崖到天窗，入洞穷玉溜。"

天窗，基本上可以说是较高位置上通透的孔窍。

穴名天窗，出自《灵枢》。

《灵枢·本输》曰："三次脉手太阳也，名曰天窗。"《灵枢·根结》曰："手太阳根于少泽，溜于阳谷，注于小海，入于天窗。"根据经脉的根结理论，经气从人体的四肢末端起，向上流注，在颈项的位置进入头部。经脉在颈项上入位置的穴位，多以天字命名，如天容、天牖、天柱等。

天，天气，天空，此指人的头颈。窗，门户，孔窍。

该穴当侧颈，穴下为喉咙，喉道乃呼吸的通道、发声的门户，通过鼻腔、口腔与天气相通。针刺此穴，能够治疗头面孔窍诸疾。

15. 天容

关于天容一词，历史上有这么几种说法。

天老和容成，并称天容。相传二人是黄帝时的术士。晋·陶潜《述酒》诗中曰："天容自永固，彭殇非等伦。"意指天人之容，出众人物的非凡仪表。

天空的景象，即天色，亦称天容。齐·张融《海赋》曰："照天容于鲲渚，镜河色于鲂浔。"宋·欧阳修《采桑子》词中曰："天容水色西湖好，云物俱鲜。"

天子的容颜，也叫作天容。唐·张说《唐享太庙乐章·太和》曰："绳绳云步，穆穆天容。"宋·苏轼《孙莘老寄墨》诗之一："遥怜醉常侍，一笑开天容。"

穴名天容，出自《灵枢》。

《灵枢·本输》曰："四次脉足少阳也，名曰天容。"《灵枢·根结》曰："足少阳根于窍阴，溜于丘墟，注于阳辅，入于天容。"从《灵枢》的这两个篇章来看，不管怎么说，天容都应该归属于足少阳胆经。

天，天空，亦指人的头颈。容，容貌，容颜，容纳。

该穴当耳下曲颊后，其深处乃是容纳天气进出的咽部。古代有身份的人，比较注重衣冠容貌的整理，而此处正是系结冠带所经过的颈颊之处。

16. 颧髎

颧髎，出自《针灸甲乙经》。

《针灸甲乙经·面凡二十九穴第十》曰："颧髎，一名兑骨，在面颥骨下廉陷者中，手少阳、太阳之会。"

颥，颧骨。髎，孔。

该穴当颧部之大深孔的位置，故名。

17. 听宫

听宫，出自《灵枢》《素问》。

《灵枢·刺节真邪》曰："刺节言发蒙……刺此者，必于日中，刺其听宫，中其眸子，声闻其耳，此其腧也。"

《素问·气穴论》曰："耳中所多闻二穴。"王冰注说："听宫穴也。"

听，耳的感觉功能。宫，五音之一，在此泛指五音。

该穴当耳珠前，为治疗听力障碍的要穴。听力恢复了，就又能听到五音之乐了。

第七节
足太阳膀胱经

1. 睛明

睛明，出自《针灸甲乙经》，又作精明。

《针灸甲乙经·面凡二十九穴第十》曰："睛明，一名泪孔，在目内眦外，手足太阳、足阳明之会。"

《素问·脉要精微论》曰："夫精明者，所以视万物。"王冰注曰："精明，穴名也，在明堂左右两目内眦也，以近于目，故曰睛明。"《素问》中，精明意指瞳子。王冰谓精明亦是目内眦处的穴位。

《备急千金要方·卷六第一》引述《针灸甲乙经》时，该穴作精明，宋以后文献渐以睛明穴为主称之。

睛，眼睛。明，明亮，清楚。

睛明，顾名思义，能让眼睛明亮，视物清晰。该穴是治疗眼病的要穴。

2. 攒竹

攒竹，出自《针灸甲乙经》。

《针灸甲乙经·面凡二十九穴第十》曰："攒竹，一名员在，一名始光，一名夜光，又名明光。在眉头陷者中，足太阳脉气所发。"

攒，积攒，攒聚。竹，竹叶。

眉毛的形状宛如竹叶。该穴处于眉毛与眉头攒聚的位置，即眉头处。

3. 眉冲

眉冲，出自《脉经》,《太平圣惠方》记述了其位置，《医学入门》明确其归经。

《脉经·平三关病候并治宜第三》曰："寸口脉紧，苦头痛骨肉疼，是伤寒。宜服麻黄汤发汗，针眉冲、颞颥，摩治伤寒膏。"

《太平圣惠方·针经》曰："眉冲两穴，一名小竹，在当两眉

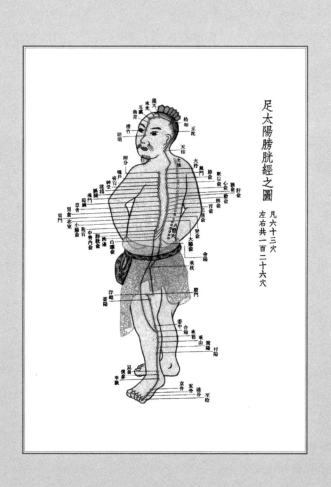

足太陽膀胱經之圖
凡六十三穴
左右共一百二十六穴

头直上入发际是穴。"

《医学入门·卷一》曰："足太阳膀胱经，眉冲，直眉头上神庭、曲差之间。"

眉，眉头。冲，上冲。

足太阳膀胱经在额头没有穴位，经脉从眉头的攒竹穴，直接上冲进入发际之内，到这里留行出入。

4. 曲差

曲差，出自《针灸甲乙经》。

《针灸甲乙经·头直鼻中发际傍行至头维凡七穴第一》曰："曲差，一名鼻冲，侠神庭两傍各一寸五分，在发际，足太阳脉气所发。"

曲，弯曲。差，差错，不齐。

足太阳经从睛明穴起，上行至眉冲都是一条直线，经过眉冲后，经脉改为横行，故而出现弯曲，所以叫作曲差。

5. 五处

五处，出自《针灸甲乙经》。

《针灸甲乙经·头直侠督脉各一寸五分却行至玉枕凡十穴第三》曰："五处，在督脉傍去上星一寸五分，足太阳脉气所发。"

五，数字，指第五。处，地方，位置。

该穴是足太阳膀胱经的第五个穴位。

6. 承光

承光，出自《针灸甲乙经》。

《针灸甲乙经·头直侠督脉各一寸五分却行至玉枕凡十六第三》曰："承光，在五处后二寸，足太阳脉气所发。"

承，承接。光，光明。

该穴有治疗青盲、目翳的功效，可使视物昏暗的患者改善视觉，承接光明。

7. 通天

通天，出自《针灸甲乙经》。

《针灸甲乙经·头直侠督脉各一寸五分却行至玉枕凡十六第三》曰："通天，一名天臼，在承光后一寸五分，足太阳脉气所发。"

通，通达。天，天空，天气。

在人身，头为天，该穴又当头顶，毗邻颠顶百会穴，为足太阳膀胱经的最高点。在天、地、人三才中，人居其中，头顶上通于天。肺开窍于鼻，通于天气，鼻不闻香臭，针刺该穴，能开通肺窍。

8. 络却

络却，出自《针灸甲乙经》。

《针灸甲乙经·头直侠督脉各一寸五分却行至玉枕凡十六第三》曰："络却，一名强阳，一名脑盖，在通天后一寸五分，足太阳脉气所发。"

络，联络。却，退却，反折。

参《灵枢·经脉》经文，足太阳膀胱经"其直者，从颠入络脑，还出……"，足太阳经在头部的这个位置入络于脑，又从脑部折反出来，故名络却。

9. 玉枕

玉枕，出自《针灸甲乙经》。

《针灸甲乙经·头直侠督脉各一寸五分却行至玉枕凡十六第三》曰："玉枕，在络却后七分，侠脑户傍一寸三分，起肉枕骨，入发际三寸，足太阳脉气所发。"

玉，玉石，尊贵、坚硬之意。枕，枕骨。

该穴当枕骨近旁，为人平卧睡眠时接触枕头的位置。

10. 天柱

天柱一词，最早见于《淮南子》。《淮南子》是西汉淮南王刘安及其门客集体撰写的一部著作。在《淮南子·天文训》中有这么一段："昔者，共工与颛顼争为帝，怒而触不周之山，天柱折，地维绝。天倾西北，故日月星辰移焉；地不满东南，故水潦尘埃归焉。"

传说颛顼是黄帝的孙子，聪明敏慧，有智谋。他统治的地盘很大，在民众中有很高的威信。同一时期，有个部落领袖，共工氏。据说共工氏姓姜，是炎帝的后代。他对农耕很重视，尤其是水利工程，发明了筑堤蓄水的方法。颛顼不赞成共工氏的做法，认为共工氏不能自作主张。于是，颛顼与共工氏之间发生了一场十分激烈的斗争。要说这两个人比起来，力气上，共工氏要强；论机智，他却不如颛顼。颛顼利用部落民众，让他们不要相信共工氏。共工氏不能得到民众的理解和支持，但他坚信自己的计划是正确的，坚决不肯妥协。为了天下人民的利益，他决心不惜牺牲自己，用生命去成就自己的事业。他来到不周山（今昆仑山），想把不周山的峰顶撞下来，来表示自己的坚定决心。共工氏驾起飞龙，来到半空，猛地一下撞向不周山。霎时间，一声震天巨响，只见不周山被共工氏猛然一撞，立即拦腰折断，整个山体轰隆隆地崩塌下来。天地之间发生巨变，天空中，日月星辰都变了位置；大地上，山峦移动，河川变流。原来这不周山是天地之间的支柱，天柱折断了，系着大地的绳子也崩断了。只见大地向东南方向塌陷，天空向西北方向倾倒。因为天空向西北方向倾倒，日月星辰就每天都从东边升起，西边降落。因为大地向东南塌陷，大江大河的水就都奔腾向东，流入东边的大海里去了。所以，原来世间的景象全部颠倒了！

共工氏英勇的行为得到了人们的尊敬。在他死后，人们奉他为水神（司水利之神）。他的儿子后土也被人们奉为社神（即土地神），后来人们发誓时说"皇天后土在上"，指的就是他。由此可见人们对他们的敬重。

穴名天柱，出自《素问》。

《素问·气穴论》曰："天柱二穴。"

天，指头。柱，指颈项、颈椎。

该穴当项后发际内，斜方肌外侧。如将头喻天，那支撑头部的颈项就被比作天柱。天柱，一个民众所熟悉的故事中的名称，被巧妙地用到这儿，则更有利于习医者学习、掌握和应用。

11. 大杼

大杼，出自《灵枢》。

《灵枢·刺节真邪》曰："刺节言彻衣……取之于其天府、大杼三痏，又刺中膂以去其热，补手足太阴以去其汗，热去汗稀，疾于彻衣。"

大，小之对。杼，织布的机杼。

该穴在菱形肌的起点处，菱形肌的几何形状有如机杼。

12. 风门

风门，出自《针灸甲乙经》。

《针灸甲乙经·背自第一椎两傍侠脊各一寸五分下至节凡四十二穴第八》曰："风门，一名热府，在第二椎下，两傍各一寸五分，督脉、足太阳之会。"

风，指气，也指风邪。门，出入之通道。

穴当颈下背部，此处是肺气出入之处，又是风邪易于侵入的门户。

13. 肺俞、厥阴俞、心俞

肺俞，出自《灵枢》。

《灵枢·背腧》曰："肺俞在三椎之旁……皆夹脊相去三寸所，则欲得而验之，按其处，应在中而痛解，乃其俞也。"

厥阴俞，出自《备急千金要方》。

《备急千金要方》曰："灸厥阴俞，穴在第四椎，两边各相去一寸五分，随年壮。"

心俞，出自《灵枢》。

《灵枢·背腧》曰："心俞在五椎之旁……皆夹脊相去三寸所，则欲得而验之，按其处，应在中而痛解，乃其俞也。"

肺、厥阴、心，分指肺、心包、心。俞，脏腑精气深聚于背部的穴位。

以上穴位，分别通往体内的肺、心包（厥阴）、心，可以治疗上焦相关内脏的疾病。

14. 督俞

督俞，出自《太平圣惠方》。

《太平圣惠方·针经》曰："督俞二穴，在第六椎下两旁，相去同身寸一寸半，是穴。一名高盖。"

督，总督，监管。俞，精气深聚于背部的穴位。

督俞，穴当在第六胸椎棘突下，旁开 1.5 寸。与它平齐的是第六胸椎棘突下的督脉穴位灵台。灵台，也叫灵府，指心。督俞与灵台均居于心位与心膈之间，背为阳，胸膈之上为阳中之阳，心为君主之官，此穴名喻指背阳总督人一身之阳气与心君统领全身各个器官。

15. 膈俞

膈俞，出自《灵枢》。

《灵枢·背腧》曰："膈俞在七椎之旁……皆夹脊相去三寸所，则欲得而验之，按其处，应在中而痛解，乃其俞也。"

膈，横膈，胸膈。俞，脏腑精气深聚于背部的穴位。

膈俞，穴当在第七胸椎棘突下，旁开 1.5 寸。与它平齐的是第七胸椎棘突下的督脉穴位至阳。膈俞与至阳均居于膈，与横膈相平。横膈将上焦心肺与中下焦诸脏腑隔离开来。

16. 肝俞、胆俞、脾俞、胃俞、三焦俞、肾俞

肝俞、脾俞、肾俞，出自《灵枢》；胆俞、胃俞，出自《脉经》；三焦俞，出自《针灸甲乙经》。

《灵枢·背腧》曰："肝俞在九椎之旁，脾俞在十一椎之旁，肾俞在十四椎之旁。"

《脉经·肝胆部第一》曰："胆俞在背第十椎，募在日月。"《脉经·脾胃部第三》："胃俞在背第十二椎，募在太仓。"

《针灸甲乙经·背自第一椎两傍侠脊各一寸五分下至节凡四十二穴第八》曰："三焦俞，在第十三椎下，两傍各一寸五分，足太阳脉气所发。"

肝、胆、脾、胃、三焦、肾，分指相关脏腑。俞，脏腑精气深聚于背腰部的穴位。

以上穴位，分别通往体内的肝、胆、脾、胃、三焦、肾，可以治疗中下焦相关内脏的疾病。

17. 气海俞

气海俞，出自《太平圣惠方》。

《太平圣惠方·针经》曰："气海俞二穴，在第十三椎下两傍，同身寸相去一寸半。"

气，下焦原气。海，丰富，聚藏。俞，精元之气深聚于背腰部的穴位。

气海，脐下肓之原脖胦，为人身生气之海。气海俞，即脐下肓原之俞。

18. 大肠俞

大肠俞，出自《脉经》。

《脉经·肺大肠部第四》曰："大肠俞在背第十六椎，募在天枢。"

大肠，内腑大肠。俞，脏腑精气深聚于背腰部的穴位。

该穴通往体内的大肠，可以治疗大肠的有关疾病。

19. 关元俞

关元俞，出自《太平圣惠方》。

《太平圣惠方·针经》曰："关元俞二穴，在第十七椎下两傍，相去同身寸一寸半。"

关，交关。元，元气。俞，精元之气深聚于背腰部的穴位。

关元俞，下焦元气交关之处，与前面小腹的关元穴相对应。

20. 小肠俞

小肠俞，出自《脉经》。

《脉经·心小肠部第二》曰："小肠俞在背第十八椎，募在关元。"

小肠，内腑小肠。俞，脏腑精气深聚于背腰部的穴位。

该穴通往体内的小肠，可以治疗小肠的有关疾病。

21. 膀胱俞

膀胱俞，出自《脉经》。

《脉经·肾膀胱部第五》曰："膀胱俞在第十九椎，募在中极。”

膀胱，内腑膀胱。俞，脏腑精气深聚于背腰部的穴位。

该穴通往体内的膀胱，可以治疗膀胱的有关疾病。

22. 中膂俞

中膂俞，出自《灵枢》。

《灵枢·刺节真邪》曰：“刺节言彻衣……取之于其天府、大杼三痏，又刺中膂以去其热，补手足太阴以去其汗，热去汗稀，疾于彻衣。”

中，中段。膂，背脊。俞，精气深聚于背部的穴位。

穴当骶部，居人身之中部，腰膂之气注输之处。

23. 白环俞

白环俞，出自《针灸甲乙经》。

《针灸甲乙经·背自第一椎两傍侠脊各一寸五分下至节凡四十二穴第八》曰：“白环俞，在二十一椎下，两傍各一寸五分，足太阳脉气所发。伏而取之。”

白，白色，五行五色之一，指肺与大肠。环，圈，指肛门。俞，精气深聚于背部的穴位。

肛门，为一环形出口，雅称魄门。排便则需肺气的迫降、大肠的运动与肛门括约肌的开阖协力完成。该穴紧邻肛门，故称白环俞。

24. 上髎、次髎、中髎、下髎

以上四穴均出自《针灸甲乙经》。

《针灸甲乙经·背自第一椎两傍侠脊各一寸五分下至节凡四十二穴第八》曰："上髎，在第一空腰髁下一寸，侠脊陷者中，足太阳、少阳之络……次髎，在第二空侠脊陷者中……中髎，在第三空侠脊陷者中……下髎，在第四空侠脊陷者中。"

"腰髁"，《素问·刺腰痛论》王冰注曰："即两旁起骨也。"指髂后上嵴。

上、次、中、下，是指上下之间的位次。髎，孔隙，洞穴。

穴当骶部的四对骶骨孔中，共八穴，合称八髎。根据上下的位置不同，分别称为上髎、次髎、中髎、下髎。

25. 会阳

会阳，出自《针灸甲乙经》。

《针灸甲乙经·背自第一椎两傍侠脊各一寸五分下至节凡四十二穴第八》曰："会阳，一名利机，在阴毛骨两傍，督脉气所发。"

会，会合，交会。阳，阳经，阳气。

该穴旁开后正中线仅 0.5 寸，与督阳之气紧密相接。针刺此穴能够提振阳气，使肾阳不能约束膀胱而产生的小便频数获得到有效的治疗，也可使阳痿的症状得到改善。

26. 承扶

承扶，出自《针灸甲乙经》。

《针灸甲乙经·足太阳及股并阳跷六穴凡三十四穴第三十五》曰："承扶，一名肉郄，一名阴关，一名皮部，在尻臀下股阴肿上约文中。"

承，承担，承接。扶，扶持，扶助。

该穴当躯干下方，躯干的下方是下肢，下肢承担着头、颈、躯干及上肢的重量，对于人体的站立起坐具有扶持的作用。

27. 殷门

殷门，出自《针灸甲乙经》。

《针灸甲乙经·足太阳及股并阳跷六穴凡三十四穴第三十五》曰："殷门，在肉郄下六寸。"

殷，丰富。门，出入之所在。

穴居大腿后部肌肉丰满之处。

28. 浮郄

浮郄，出自《针灸甲乙经》。

《针灸甲乙经·足太阳及股并阳跷六穴凡三十四穴第三十五》曰："浮郄，在委阳上一寸，屈膝得之。"

浮，漂浮。郄，孔隙，穴孔。

该穴位于腘横纹稍上方。如若将腘横纹比作水面，那么浮郄就如漂浮在水面上的浮标。

29. 委阳

委阳，出自《灵枢》。

《灵枢·本输》："三焦下腧，在于足太阳之前，少阳之后，出于腘中外廉，名曰委阳，是太阳络也。手少阳经也。三焦者，足少阳太阴之所将，太阳之别也，上踝五寸，别入贯腨肠，出于委阳，并太阳之正，入络膀胱，约下焦。"

委，委屈，屈曲。阳，外侧。

屈膝运动，腘横纹加深，该穴在腘窝，当委中穴的外侧。

30. 委中

委中，出自《灵枢》。

《灵枢·本输》曰："膀胱出于至阴……入于委中，委中，腘中央，为合，委而取之，足太阳经也。"

委，委屈，屈曲。中，中点。

屈膝运动，腘横纹加深，该穴在腘窝的正中。

31. 附分

附分，出自《针灸甲乙经》。

《针灸甲乙经·背自第二椎两傍侠脊各三寸下行至二十一椎下两傍侠脊凡二十六穴第九》曰："附分，在第二椎下，附项内廉，两傍各三寸，手、足太阳之会。"

附，附属，依附。分，分支，分行。

足太阳膀胱经在背部此处分出一条下行的分支，这条依附于主干的分支，即第二旁侧线，可以看作是第一旁侧线的附属。

32. 魄户

魄户，出自《针灸甲乙经》。

《针灸甲乙经·背自第二椎两傍侠脊各三寸下行至二十一椎下两傍侠脊凡二十六穴第九》曰："魄户，在第三椎下，两傍各三寸，足太阳脉气所发。"

魄，生理学名词，指精神活动中司感觉和支配动作的功能。户，居所与谨护闭塞之处。

该穴位于足太阳经背部第二旁侧线，与肺俞穴平齐。与脏俞平齐的第二旁侧线的穴位，其主治功能与相应脏俞的功能近同，可以看作是脏俞的第二梯队。它们的名称与脏腑五行五神之名相扣。

肺主气以养魄，故魄藏于肺。《灵枢·本神》："并精而出入者谓之魄……肺藏气，气舍魄。"《素问·宣明五气》："五脏所藏……肺藏魄。"张志聪注："魄乃阴精所生，肺为阴脏，故主藏魄。"

该穴与肺俞穴并列，在治疗上可以与肺俞穴相互参照。

33. 膏肓

膏肓，一名膏肓俞。膏肓俞，出自《备急千金要方》，原属奇穴。宋·王惟一《铜人腧穴针灸图经》将其归属于足太阳膀胱经。元·滑寿《十四经发挥》改称膏肓。

《备急千金要方·卷三十》曰："膏肓俞无所不治……取身体平复，其穴近第五椎相准望取之。"

《铜人腧穴针灸图经·足太阳膀胱经左右凡一百二十六穴》曰："膏肓腧二穴，在第四椎下，近五椎上两傍相去各三寸。"

《十四经发挥·十四经脉气所发》曰："其支者，为挟脊两旁第三行，相去各三寸之诸穴，自天柱而下，从膊内左右别行，下贯胛膂，历附分、魄户、膏肓、神堂……下历尻臀，过髀枢也。"

该穴横平厥阴俞，即心包络之俞，其内当心肺之间，体表则当魄户、神堂两穴之间。

膏肓，典出左丘明《左传》，讲的是春秋时期晋景公求医的故事。

春秋时期，晋景公有一次得了重病，听说秦国有一个名叫医缓的医生，医术非常高明，便专程派人去把他请来。医缓还没到，晋景公就在恍惚中做了个梦。梦见两个小孩，正悄悄地在他身旁说话。一个说："那个高明的医生马上就要来了，我看我们这回难逃了，我们躲到什么地方去呢？"另一个小孩说道："这没什么可怕的，我们躲到肓的上面，膏的下面，无论他怎样用药，都奈何我们不得。"不一会儿，医缓到了，立刻被请进去替晋景公治病。诊断后，医缓对晋景公说："这病已没办法治了。疾病在肓之上，膏之下，用灸法攻治不行，扎针又达不到，吃汤药，其效力也达不到。这病是实在没法子治啦。"晋景公听了，心想医生所说，果然验证了自己梦见的两个小孩的对话，便点了点头说："你的医术真高明啊！"说毕，叫人送了一份厚礼给医生，让他回秦国去了。

这个传说意指病已危重到了无法救治的地步；亦喻事情到了无可挽回的地步。这一典故，也导出了病入膏肓、二竖为虐等成语。

后来，人们根据这个故事，将膏肓说成是生命的要害之处，难以救治的病即谓病入膏肓。而其所在，则指向心下膈上的部位。

膏，中医指心尖脂肪，认为是药力无法达到的部位；肓，指心脏和膈膜之间。因此，后来人们也就将背部靠近这个位置的穴位取名为膏肓俞。

34. 神堂

神堂，出自《针灸甲乙经》。

《针灸甲乙经·背自第二椎两傍侠脊各三寸下行至二十一椎下两傍侠脊凡二十六穴第九》曰："神堂，在第五椎下，两傍各三寸，足太阳脉气所发。"

神，指人的神志活动。堂，殿堂。

五脏之中，心藏神，又称心主神明或心主神志，意谓心有统率全身脏腑、经络、形体、官窍的生理活动和主司精神、意识、思维和情志等心理活动的功能。人体之神有广义和狭义之分。心所藏之神，既是主宰生命活动的广义之神，又包括精神、意识、思维、情志等狭义之神。故说心为"五脏六腑之大主"，"所以任物者为之心"。

该穴与心俞穴并列，可以看作是与心俞相互依附的穴位。

35. 譩譆

譩譆，出自《素问》。

《素问·骨空论》曰："大风汗出，灸譩譆。譩譆在背下夹脊旁三寸所，厌之令病者呼譩譆，譩譆应手。"

《素问》的意思是指医者按压相应的位置，嘱患者喊譩譆，以寻得指下动感。而《针灸甲乙经》的说法，似乎与此有所区别。

《针灸甲乙经·背自第二椎两傍侠脊各三寸下行至二十一椎下两傍侠脊凡二十六穴第九》："譩譆，在肩膊内廉，侠第六椎下，两旁各三寸，以手痛按之，病人言譩譆，是穴。"

《针灸甲乙经》所叙述的譩譆，似乎是患者被压得痛了，喊出来的哀叹声。

譩，通噫，《集韵》曰："噫，伤也，又痛声。"《诗经·周颂》注曰："譩，叹词也。"

譩譆，哀痛的叹声。

胸背不适的患者大多能在譩譆这个位置或者附近找到疼痛的反应点。

36. 膈关

膈关，出自《针灸甲乙经》。

《针灸甲乙经·背自第二椎两傍侠脊各三寸下行至二十一椎下两傍侠脊凡二十六穴第九》曰："膈关，在第七椎下，两傍各三寸陷者中，足太阳脉气所发。正坐开肩取之。"

膈，横膈。关，关口。

穴当横膈平行位，在膈俞旁。

37. 魂门

魂门，出自《针灸甲乙经》。

《针灸甲乙经·背自第二椎两傍侠脊各三寸下行至二十一椎下两傍侠脊凡二十六穴第九》曰："魂门，在第九椎下，两傍各三寸陷者中，足太阳脉气所发。正坐取之。"

魂，人身阳气之精。门，出入守护之处。

《说文解字》曰："魂，阳气也。"《灵枢·本神》曰："随神往来谓之神。"《素问·宣明五气》曰："肝藏魂。""魂"属于精神活动，肝气条达而情志正常，叫作藏魂。因肝病而多噩梦，神志不安，即所谓"魂不藏"。"肝藏魂"体现了精神活动和内在脏器的联系。

该穴与肝俞穴并列，在治疗与肝相关的疾病时，可以相互参照。

38. 阳纲

阳纲，出自《针灸甲乙经》。

《针灸甲乙经·背自第二椎两傍侠脊各三寸下行至二十一椎下两傍侠脊凡二十六穴第九》曰："阳纲，在第十椎下，两傍各三寸陷者中，足太阳脉气所发。正坐取之。"

阳，指少阳刚直之性。纲，伸张，网之大绳，纲举则目张。

肝为将军之官，主谋虑；胆为中正之官，主决断。肝胆相依，阳刚之气得以伸张。

该穴与胆俞穴并列，在治疗与胆相关的疾病时，可以相互参照。

39. 意舍

意舍，出自《针灸甲乙经》。

《针灸甲乙经·背自第二椎两傍侠脊各三寸下行至二十一椎下两傍侠脊凡二十六穴第九》曰："意舍，在第十一椎下，两傍各三寸陷者中，足太阳脉气所发。"

意，意念，意志。舍，居住休息之处所。

脾藏意，《灵枢·本神》曰："心有所忆谓之意。"脾气安宁，则心意自然聪慧。意舍为脾俞之附属，犹如脾气休息留止之处。

该穴与脾俞穴并列，在治疗与脾相关的疾病时，可以相互参照。

40. 胃仓

胃仓，出自《针灸甲乙经》。

《针灸甲乙经·背自第二椎两傍侠脊各三寸下行至二十一椎下两傍侠脊凡二十六穴第九》曰："胃仓，在第十二椎下，两傍各三寸陷者中，足太阳脉气所发。"

胃，胃腑。仓，仓廪，仓库。

顾名思义，胃仓为胃腑之仓库。该穴旁开胃俞，为胃俞之附属。

该穴与胃俞穴并列，在治疗与胃相关的疾病时，可以相互参照。

41. 肓门

肓门，出自《针灸甲乙经》。

《针灸甲乙经·背自第二椎两傍侠脊各三寸下行至二十一椎下两傍侠脊凡二十六穴第九》曰："肓门，在第十三椎下，两傍各三寸，入肘间，足太阳脉气所发。"

肓，指腹部肓膜。门，出入之门户。

张隐庵曰："络小肠之脂膜谓之肓。"该穴与三焦俞并列，三焦有脂膜之说。在该穴的上方、前腹、下方，以及膏肓、肓俞、胞肓，分别位列于上、中、下三焦。因此，该穴有如诸肓之门户。

42. 志室

志室，出自《针灸甲乙经》。

《针灸甲乙经·背自第二椎两傍侠脊各三寸下行至二十一椎下两傍侠脊凡二十六穴第九》曰："志室，在第十四椎下，两傍各三寸陷者中，足太阳脉气所发。正坐取之。"

志，意志，志向，此处指肾的精气。室，人物所居之处，也含有充实之意。

志，意志所存。《素问·灵兰秘典论》说："肾藏精与志。"《素问·解精微论》说："水之精为志，火之精为神。"肾水与心火两两相济，才能形成比较饱满的精神意志。

志室与肾俞平齐，在治疗与肾相关的疾病时，可以互相参照。

43. 胞肓

胞肓，出自《针灸甲乙经》。

《针灸甲乙经·背自第二椎两傍侠脊各三寸下行至二十一椎下两傍侠脊凡二十六穴第九》曰："胞肓，在第十九椎下，两傍各三寸陷者中，足太阳脉气所发。伏而取之。"

胞，指胞宫与膀胱。肓，下腹部肓膜。

《素问·举痛论》载："肠胃之间，膜原之下。"胞肓，即胞与胞外的脂膜。《灵枢·九针十二原》说："肓之原出于脖胦。"《素问·腹中论》解释道："肓之原在脐下。"脐下，即气海穴。胞肓与气海两穴前后相应，同为肓气之原。

44. 秩边

秩边，出自《针灸甲乙经》。

《针灸甲乙经·背自第二椎两傍侠脊各三寸下行至二十一椎下两傍侠脊凡二十六穴第九》曰："秩边，在第二十一椎下，两傍各三寸陷者中，足太阳脉气所发。伏而取之。"

秩，秩序。边，边界。

该穴为足太阳膀胱经背部第二旁侧线的最后一个穴位，其穴名意义与第一个穴位附分前后相呼应。附分是说膀胱经在头部循行之后，在背部除一条主线之外，还有一条附属于主线的分支分而下行，而秩边是说足太阳经在背部的旁侧线有秩序地排列，到此为其边界。

45. 合阳

合阳，出自《针灸甲乙经》。

《针灸甲乙经·足太阳及股并阳跷六穴凡三十四穴第三十五》曰："合阳，在膝约文中央下二寸。"

合，会合。阳，足太阳经。

足太阳自背部分出的两条循行线，下行至委中复合为一支，此穴为复合后的第一个穴位。

46. 承筋

承筋，出自《针灸甲乙经》。

《针灸甲乙经·足太阳及股并阳跷六穴凡三十四穴第三十五》曰："承筋，一名腨肠，一名直肠，在腨肠中央陷者中，足太阳脉气所发。"

承，承担。筋，经筋，筋肉。

穴当腓肠肌之中，为足太阳经筋所结之处。腓肠肌担负着其上躯体的重量。

47. 承山

承山，出自《针灸甲乙经》。

《针灸甲乙经·足太阳及股并阳跷六穴凡三十四穴第三十五》曰："承山，一名鱼腹，一名肉柱，在兑腨肠下分肉间陷者中。"

承，承担。山，指人的躯体。

穴当腓肠肌下部分肉之间，此处承担着沉重如山的躯体。

48. 飞扬

飞扬，一名飞阳。飞阳，出自《灵枢》。《针灸甲乙经》作飞扬。

《灵枢·经脉》曰："足太阳之别，名曰飞阳，去踝七寸，别走少阴。"

《针灸甲乙经·足太阳及股并阳跷六穴凡三十四穴第三十五》曰："飞扬，一名厥扬，在足外踝上七寸，足太阳络，别走少阴者。"

飞，飞出，离开之意。扬，依《灵枢·经脉》作阳，指阳经。

该穴是足太阳膀胱经的络穴，络脉从太阳经分离开，走向与它相为表里的足少阴肾经。另外，足太阳膀胱经从秩边穴下行至飞扬穴的一段，是与坐骨神经的分布相一致的，当针刺上段穴位刺激到坐骨神经时，被刺者会有一种疾快如飞的电麻感，而且这种麻感是沿着后正中线下行，至承山穴后，斜向飞扬，而到了飞扬后，则改循于小腿的后外侧下行。显然，古人早已观察到了这样一种现象。

49. 跗阳

跗阳，一名付阳。付阳，出自《针灸甲乙经》。《素问·气穴论》王冰注作跗阳。

《针灸甲乙经·足太阳及股并阳跷六穴凡三十四穴第三十五》曰："付阳，阳跷之郄，在足外踝上三寸，太阳前，少阳后，筋骨间。"

《素问·气穴论》："踝上横两穴。"王冰注曰："外踝上，跗阳穴也。"

跗，足背。阳，上方，外方。

该穴在足背之上，小腿下段外侧，腓骨后方，有如足跗之阳。

50. 昆仑

昆仑，出自《灵枢》。

《灵枢·本输》曰："膀胱出于至阴……行于昆仑。昆仑，在外踝骨之后，跟骨之上，为经。"

古称山丘有三重，《尔雅·释丘》云："丘，一成为敦丘，再成为陶丘，再成锐上为融丘，三成为昆仑丘。"郭璞注曰："成，犹重也。""昆仑山三重，故以名云。"

昆仑，高大之山。外踝高高突起，犹如昆仑。该穴在高突的外踝之后，故称为昆仑。

51. 仆参

仆参，出自《针灸甲乙经》。

《针灸甲乙经·足太阳及股并阳跷六穴凡三十四穴第三十五》曰："仆参，一名安邪，在跟骨下陷者中，拱足得之，足太阳脉之所行也。"

仆，仆从。参，参拜。

穴在外踝与跟腱之间，昆仑穴直下，当跟骨凹陷中。该穴有如仆人参拜主人之象。即选穴时，必须使小腿屈曲，如跪拜主人的姿态，方可显露外踝下的这个穴位。

52. 申脉

申脉的应用，见于《素问·缪刺论》："邪气客于足阳跷之脉，令人目痛从内眦始，刺外踝之下半寸所各二痏，左刺右，右刺左。"

申脉穴名，出自《针灸甲乙经》。

《针灸甲乙经·足太阳及股并阳跷六穴凡三十四穴第三十五》："申脉，阳跷所生也，在足外踝下陷者中，容爪甲许。"

申，申时，伸展，舒缓。脉，经脉，筋脉。

申脉为阳跷脉的起始穴，阳跷脉是从足太阳膀胱经发出的，膀胱经对应十二时辰中的申时，因此申脉意指申时当令的经脉膀胱经。另外，申脉是治疗风痫的重要穴位，可用于解痉，舒缓挛缩。

53. 金门

金门，出自《针灸甲乙经》。

《针灸甲乙经·足太阳及股并阳跷六穴凡三十四穴第三十五》曰："金门，在足太阳郄，一空在足外踝下，一名关梁，阳维所别属也。"

金，五行之一，金生水；又指"金"字字形。门，出入之处。

该穴是足太阳膀胱经的郄穴，为足太阳经气深聚之所在。膀胱经五行属水，金门意为生水之门。膀胱经在足部的循行，从昆仑穴下行至仆参后，斜向前上方，至外踝下的申脉，继而向前下方至金门。这之间，仆参、申脉、金门三穴，有如"金"字的曲折衔接。

54. 京骨

京骨，出自《灵枢》。

《灵枢·本输》曰："膀胱出于至阴……过于京骨。京骨，足外侧大骨之下，为原。"

京骨，古代解剖名称，即现代第五跖骨基底部分。该穴在第五跖骨粗隆下的赤白肉际处，穴骨同名，曰京骨。

55. 束骨

束骨，出自《灵枢》。

《灵枢·本输》曰："膀胱出于至阴……注于束骨。束骨，本节之后陷者中也，为输。"

束，约束。骨，骨骼。

可能有人会想到，这个位置是古代妇女缠足的地方。不错，古代妇女缠足会绕经此处，但是妇女缠足的习俗并不会发生在秦汉这么早的时期，而是唐宋时期开始的。那么，束骨到底是什么意思呢？

其实，束骨原是古代解剖名称，相当第五跖趾关节后方。清·沈彤《释骨》曰："小指（趾）本节后曰束骨。"束骨既指脚骨，亦指手骨。在手者相当第五掌指关节后方，如《素问·骨空论》："掌束骨下灸之。"

穴当第五跖趾关节后方，与古代骨名同。

56. 足通谷

足通谷，原称通谷，出自《灵枢》。

《灵枢·本输》曰："膀胱出于至阴……溜于通谷。通谷，本节之前外侧也，为荥。"

经穴原有两通谷，明代以前的叫法一样，自《针灸大全》起有所区别，将腹部肾经的穴位叫作腹通谷，足部的叫足痛谷。

足，足部。通，通过。谷，山谷。

该穴在足部跖趾关节前凹陷处。足太阳经从头走足，犹如山顶下至谷底，通过此处，即将结束足太阳经脉的循行。

57. 至阴

至阴，出自《灵枢》。

《灵枢·本输》曰："膀胱出于至阴，至阴者，足小指之端也，为井金。"

至，到达，至极。阴，指肾、足少阴肾经及地气。

足太阳经至此结束，到达并交接足少阴肾经。肾为阴脏中的至阴，《素问·水热穴论》曰："肾者至阴也。"《灵枢·经脉》曰："肾足少阴之经，起于小趾之下，斜走足心，至足底与地气相接。"

第八节
足少阴肾经

1. 涌泉

涌泉，当足心，出自《灵枢》。《史记·扁鹊仓公列传》曾有"刺其足心各三所，按之无出血，病旋已"的记载。

《灵枢·本输》曰："肾出于涌泉，涌泉者，足心也，为

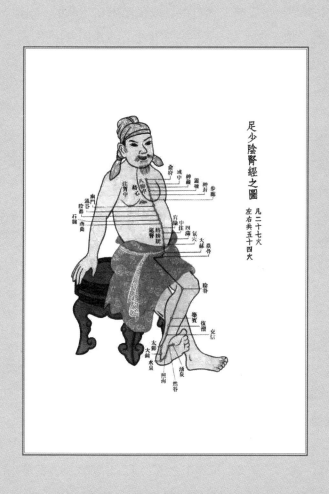

井木。"

涌，涌出，上涌。泉，泉水。

涌泉为足少阴肾经的第一对穴位，位于足心。足少阴肾经五行属水，是从足底向上循行的，故张隐庵在《灵枢·本输》的注述中说："地下之水泉，天一之所生也，故少阴所出。"天一生水，穴出于足心，犹如水泉从地下喷涌而出，故名曰涌泉。

2. 然谷

然谷，出自《灵枢》。《针灸甲乙经》一名龙渊。

《灵枢·本输》曰："肾出于涌泉……溜于然谷。然谷，然骨之下者也，为荥。"

然，指然骨，古代解剖名，内踝前的大骨，即现今所说的舟骨。谷，谷地。

该穴位于然骨的下方，犹如山谷的凹陷处。

3. 太溪

太溪，出自《灵枢》。

《灵枢·九针十二原》曰："阴中之太阴，肾也，其原出于太溪，太溪二。"

《灵枢·本输》曰："肾出于涌泉……注于太溪。太溪，内踝之后，跟骨之上，陷中者也，为输。"

太，高大，尊贵，极、至之意。溪，山溪或山洼的流水沟。

该穴位于内踝与跟腱之间状如溪谷的凹陷中点。此处又被认为是人体诸穴中的尊贵者，因为肾为十二经生气之原，太溪又是此原中之原，即肾之原穴。该穴是治疗肾元疾患的要穴。

太溪在内踝后跟骨上动脉陷者中，因此，当太溪未被定名之前，曾叫作少阴或少阴脉。如《灵枢·官针》所载："中寒厥，取踝后少阴也。"《素问·刺禁论》曰："刺足少阴脉，重虚出血，为舌难以言。"

太溪有一别名——吕细，见于明·高武《针灸聚英》。

吕，是我国古代音乐十二律中的阴律，有六种，总称六吕。我国古代以管的长短来确定音的不同高度。从低音管算起，成奇数的六个管称"律"；成偶数的六个管称"吕"，总称"六吕""六律"，简称"律吕"。细，细微，细弱。

十二经与十二律相应，六阴经与六吕相应。太溪为足少阴经的原穴，少阴经的经气细微，故以吕细名之。

4. 大钟

大钟，出自《灵枢》。

《灵枢·经脉》曰："足少阴之别，名曰大钟，当踝后绕跟，别走太阳。"

大，与小相对。钟，《说文解字》曰："钟，酒器也。"钟又同踵，即脚后跟。

该穴位于脚后跟内侧，是足少阴肾经的络穴。杨上善曰："钟，注也。此穴是足少阴大络别注之处，故曰大钟。"意指经气如酒注于酒盅一样注于跟部。

5. 水泉

水泉，出自《针灸甲乙经》。

《针灸甲乙经·足少阴及股并阴跷阴维凡二十穴第三十二》

曰："水泉，足少阴郄，去太溪下一寸，在足内踝下。"

水，指水液。泉，泉水，亦指小便淋漓的水泉病。

该穴为足少阴肾经的郄穴，少阴肾属水，该穴即是经水深聚的地方，犹如水泉深聚于地下。《素问·脉要精微论》曰："水泉不止者，是膀胱不藏也。"张介宾注曰："肾与膀胱为表里，所以藏津液。水泉不止而遗溲失禁，肾脏之失守也。"因此，穴名水泉有着双重含义，即肾经的经气在此处有如泉水之外涌，又是治疗被称为水泉病小便失禁的有效穴位。

6. 照海

照海，出自《针灸甲乙经》，一名阴跷。

《素问·气穴论》曰："阴阳跷四穴。"王冰注曰："阴跷穴，在足内踝下，是谓照海。阴跷所生。"

《针灸甲乙经·足少阴及股并阴跷阴维凡二十六第三十二》曰："照海，阴跷脉所生，在足内踝下一寸。"

照，照耀，关照，照顾。海，大海，广大深远之意，喻指全身；亦用于湖泊名称，如青海、洱海。

该穴居于内踝下方的凹陷中，属足少阴肾经，为阴跷脉的起始处。该穴是八脉交会穴之一，通于阴跷脉。阴跷脉循人体的内侧上行，与循人体外侧上行的阳跷脉会合于睛明。该穴通过阴、阳跷的互通，与十二经脉脉气的沟通而运营全身。十二经脉犹如河流，奇经八脉犹如蓄积的湖泊。十二经脉与奇经八脉互为照应，称为照海。照，光照，日照，在上，属火；海，在下，属水。火与水，在脏腑中，就是心与肾的关系。水火既济，则心肾相交；水火失济，则心肾不交。照海之意，在于温煦肾阳，交通心肾。该穴能够治疗心肾不交所导致的心烦、失眠等病症。

7. 复溜

复溜，一名复留。复留，出自《灵枢》。《针灸甲乙经》作复溜。

《灵枢·本输》曰："肾出于涌泉……行于复留。复留，上内踝二寸，动而不休，为经。"

《针灸甲乙经·足少阴及股并阴跷阴维凡二十穴第三十二》曰："复溜者，金也。一名伏白，一名昌阳，在足内踝上二寸陷者中，足少阴脉之所行也，为经。"

复，恢复，重复，反复。溜，同流，指流通。

足少阴肾经起于小趾之端，下循足底，经足心的涌泉，过足弓内侧的然谷，上至内踝后的太溪，却下行回旋，经大钟、水泉、照海后，复又向上流通。该穴是足少阴经在踝部回旋后复而上行的第一对穴位，故称为复溜。

8. 交信

交信，出自《针灸甲乙经》。

《针灸甲乙经·足少阴及股并阴跷阴维凡二十穴第三十二》曰："交信，在足内踝上二寸，少阴前，太阴后，筋骨间，阴跷之郄。"

交，交通，交流。信，信息，潮汐，月信。

该穴为阴跷脉的郄穴，足少阴肾经与阴跷脉的交会穴。阴跷脉起于照海，终于足太阳膀胱经的睛明，整条经脉仅有三穴，交信为其脉中的穴位，在足少阴肾经与足太阳膀胱经之间，起到交流信息的作用。

9. 筑宾

筑宾，出自《针灸甲乙经》。

《针灸甲乙经·足少阴及股并阴跷阴维凡二十六第三十二》曰："筑宾，阴维之郄，在足内踝上腨分中。"

筑宾这个名是有些怪，从字面意思上看：筑，修筑，构筑；宾，宾客，客人。筑宾两字，难以弄明白它所要表达的意思。可能会有人说：宾通髌，指髌骨。但是足少阴肾经循行于股内后廉，至膝关节位置时，居于半腱肌腱与半膜肌腱之间，此处远离膝髌，难圆其说。不过，从奇经八脉的理论来解释的话，或许还有一定的道理。

奇经八脉具有调节和溢蓄十二正经脉气的作用，若以十二正经比作河流，则奇经八脉就是湖泊。十二正经与奇经八脉的关系犹如主宾关系，其中尤以任督之外的六条经脉更为明显。

该穴为阴维脉的郄穴，足少阴肾经与阴维脉的交会穴，也是阴维脉的起始处。阴维脉就是在肾经的基础上，于该处构筑起来的一条奇经。

筑，冲击，《说文解字》曰："筑，捣也。"宾，通摈，指摈弃、排除、拒却。筑筑然腹痛，诸如疝气、奔豚气、霍乱等病证，通过该穴的治疗，能够摈除。

10. 阴谷

阴谷，出自《灵枢》。

《灵枢·本输》曰："肾出于涌泉……入于阴谷。阴谷，辅骨之后，大筋之下，小筋之上也，按之应手，屈膝而得之，为合。"

阴，指阴经、肢体的内侧。谷，山谷，河谷，凹陷。

该穴位于膝关节内侧，半腱肌与半膜肌之间，其狭长的凹陷犹如谷地，为足少阴肾经的合穴。足少阴经气至此旺盛壮大，犹如水流进入大河的河谷。

11. 横骨

横骨，出自《针灸甲乙经》。

《针灸甲乙经·腹自幽门侠巨阙两傍各半寸循冲脉下行至横骨凡二十二穴第二十》曰："横骨，一名下极，在大赫下一寸，冲脉、足少阴之会。"

横骨，古代解剖部位名。人直立时左右横位的骨头，称为横骨。横骨有二：一为锁骨；一为这里所说的耻骨。

穴名横骨，因其穴位当横骨之边缘，故骨穴同名。

12. 大赫

大赫，出自《针灸甲乙经》。

《针灸甲乙经·腹自幽门侠巨阙两傍各半寸循冲脉下行至横骨凡二十二穴第二十》曰："大赫，一名阴维，一名阴关，在气穴下一寸，冲脉、足少阴之会。"

大，盛大。赫，显赫。

该穴当横骨穴上一寸，与任脉的中极穴平齐，与穴下深位的胞宫精室相应。大赫之名，意为下焦元气显赫盛大之处。

13. 气穴

气穴，原本为腧穴的统称，如《素问·气穴论》中所述。然足少阴肾经的这个穴位，却另有其义。

穴名气穴，出自《针灸甲乙经》。

《针灸甲乙经·腹自幽门侠巨阙两傍各半寸循冲脉下行至横骨凡二十二穴第二十》曰："气穴，一名胞门，一名子户，在四满下一寸，冲脉、足少阴之会。"

气，指下焦元气。穴，腧穴，洞穴。

肾主纳气，穴当关元近旁，其穴下乃为下焦元气关藏之处。

14. 四满

四满，出自《针灸甲乙经》。

《针灸甲乙经·腹自幽门侠巨阙两傍各半寸循冲脉下行至横骨凡二十二穴第二十》曰："四满，一名髓府，在中注下一寸，冲脉、足少阴之会。"

四，第四。满，胀满。

该穴为足少阴肾经位于腹部的第四个穴位。膀胱充盈胀满时，该处约当膀胱底部之体表投影。

15. 中注

中注，出自《针灸甲乙经》。

《针灸甲乙经·腹自幽门侠巨阙两傍各半寸循冲脉下行至横骨凡二十二穴第二十》曰："中注，在肓俞下五分，冲脉、足少阴之会。"

中，中部。注，注入。

肾经与冲脉的关系，《灵枢·逆顺肥瘦》论曰："夫冲脉者，五脏六腑之海也，五脏六腑皆禀焉。其上者，出于颃颡，渗诸阳，灌诸精；其下者，注少阴之大络，出于气街，循阴股内廉，入腘中，伏行骭骨内，下至内踝之后属而别；其下者，并于少阴之经，渗三阴；其前者，伏行出跗属，下循跗，入大趾间，渗诸络而温肌肉。"该篇讲到冲脉的上行与下行路线，但没讲到其中行的径路。然而，《素问·骨空论》却有所补充，其曰："冲脉者，起于气街，并少阴之经，侠脐上行，至胸中而散。"

该穴当中腹部，近脐，肾脉、冲脉之经气由此注入体内。

16. 肓俞

肓俞，出自《针灸甲乙经》。

《针灸甲乙经·腹自幽门侠巨阙两傍各半寸循冲脉下行至横骨凡二十二穴第二十》曰："肓俞，在商曲下一寸，直脐傍五分，冲脉、足少阴之会。"

肓，指腹腔内的肓膜。俞，注输。

该穴为肠外脂膜之气注输之处。

17. 商曲

商曲，出自《针灸甲乙经》。

《针灸甲乙经·腹自幽门侠巨阙两傍各半寸循冲脉下行至横骨凡二十二穴第二十》曰："商曲，在石关下一寸，冲脉、足少阴之会。"

商，金商，五行五音之一。曲，曲调，弯曲，肠曲。

足少阴肾属水。该穴位置下为肠曲，手太阴肺经下络大肠，肺与大肠五行皆为金商，故灸刺该穴还能治疗腹泻肠鸣之疾。

18. 石关

石关，出自《针灸甲乙经》。

《针灸甲乙经·腹自幽门侠巨阙两傍各半寸循冲脉下行至横骨凡二十二穴第二十》曰："石关，在阴都下一寸，冲脉、足少阴之会。"

石，坚硬之意，又通食。关，关隘，冲要之处。

穴当饮食于胃之关隘之处。胃脘部硬结，宿食难以消化，或痞满气滞，难以消除，可取该穴治疗。

19. 阴都

阴都，出自《针灸甲乙经》。

《针灸甲乙经·腹自幽门侠巨阙两傍各半寸循冲脉下行至横骨凡二十二穴第二十》曰："阴都，一名食宫，在通谷下一寸，冲脉、足少阴之会。"

阴，阴经，水谷之气。都，都会。

该穴所处位置为属土的脾胃水谷之气聚集之处，又为足少阴肾经与冲脉两条阴经的交会之处。

20. 腹通谷

腹通谷，原称通谷，出自《针灸甲乙经》。

《针灸甲乙经·腹自幽门侠巨阙两傍各半寸循冲脉下行至横骨凡二十二穴第二十》曰："通谷，在幽门下一寸陷者中，冲脉、足少阴之会。"

经穴原有两通谷，明代以前的叫法一样。自《针灸大全》起有所区别，将腹部的叫腹通谷，足部膀胱经的叫足通谷。

《针灸大全·卷六》曰："论一名有两穴：腹通谷、足痛谷。"

腹，腹部。通，通道，通畅。谷，水谷。

穴当脘腹部。脘腹乃脾胃所居之处，为水谷之通道。该穴具有消胀化食、通利水谷的作用。

21. 幽门

幽门，解剖部位名，原出自《难经·四十四难》，为七冲门之一，指胃下口。其胃下口通往小肠，如曲径通幽，故称。

穴名幽门，出自《针灸甲乙经》。

《针灸甲乙经·腹自幽门侠巨阙两傍各半寸循冲脉下行至横骨凡二十二穴第二十》曰："幽门，一名上门，在巨阙两傍各五分陷者中，冲脉、足少阴之会。"

幽，幽深，幽微，隐蔽。门，出入之通道。

该穴别名上门，在脐上六寸，旁开 0.5 寸处，约当胃之上口。胃纳水谷之地气，胃口隐蔽深藏，故其下口名为幽门。与下口相应的胃之上口，其意义亦有其相通之处。

22. 步廊

步廊，出自《针灸甲乙经》。

《针灸甲乙经·胸自输府侠任脉两傍各二寸下行至步廊凡十二穴第十五》曰："步廊，在神封下一寸六分陷者中，足少阴脉气所发。仰而取之。"

步，步行，度量。廊，堂室之外的廊道。

足少阴肾经在腹部循行之后，上行至胸部，且旁开中线两寸，并从此穴起，以均等距离顺次向上排列，犹如堂外之廊道。

23. 神封

神封，出自《针灸甲乙经》。

《针灸甲乙经·胸自输府侠任脉两傍各二寸下行至步廊凡十二穴第十五》曰："神封，在灵墟下一寸六分陷者中，足少阴脉气所发。仰而取之。"

神，心神，心阳。封，封地，聚藏之意。

足少阴肾经行经到此，进入心神之封地，因为该穴穴下之胸中为心之居处，心藏神，为君主之官，此乃心阳最为丰富的聚藏之处。

24. 灵墟

灵墟，道家名称。相传道教有三十六洞天、七十二福地，皆仙人居处游憩之地。世人以为通天之境，祥瑞多福，咸怀仰慕。道教潜隐默修之士，喜遁居幽静之山林，故多择有仙迹传说之处，兴建宫观，期荫仙风而功道圆融。历代以来，道侣栖止，香客游人络绎不绝，故洞天福地已成为国内之胜境。洞天福地，又名三十六小洞天。

穴名灵墟，出自《针灸甲乙经》。

《针灸甲乙经·胸自输府侠任脉两傍各二寸下行至步廊凡十二穴第十五》曰："灵墟，在神藏下一寸六分陷者中，足少阴脉气所发。仰而取之。"

灵，心灵。墟，位置，场所。

灵与神相应，阳精为神，阴精为灵。心于脏腑之间为脏属阴，在部位上居胸位属阳，因此神与灵皆为心象。

灵墟为心灵所居的场所。该穴名与道家福地名称相同，或与道家情结有关。

25. 神藏

神藏，出自《针灸甲乙经》。

《针灸甲乙经·胸自输府侠任脉两傍各二寸下行至步廊凡十二穴第十五》曰："神藏，在彧中下一寸六分陷者中，足少阴脉气所发。仰而取之。"

神，心神。藏，封藏，聚藏。

该穴属于肾经，肾乃封藏之本；又近临心脏，为心神聚藏之处。

26. 彧中

彧中，出自《针灸甲乙经》，原作彧中，《太平圣惠方·针经》始作彧中。现通用传本《针灸甲乙经》作彧中，明抄本仍作彧中。

《针灸甲乙经·胸自输府侠任脉两傍各二寸下行至步廊凡十二穴第十五》曰："彧中，在输府下一寸六分陷者中，足少阴脉气所发。仰而取之。"

彧，同郁，畅顺貌；彧彧或郁郁，乃茂盛文采貌。中，胸中，又指心神、情志。

该穴具有宽胸理气，舒缓情志的作用，应用它可以止咳平喘，解除胸胁之间的满痛。胸怀通畅豁达，心中自然彧彧顺畅。

27. 俞府

俞府，原作输府，出自《针灸甲乙经》。

《针灸甲乙经·胸自输府侠任脉两傍各二寸下行至步廊凡十二穴第十五》曰："输府，在巨骨下，去璇玑傍各二寸陷者中，足少阴脉气所发。仰而取之。"

俞，俞穴，转输。府，首府，府第，亦有会聚之意。

该穴位于胸肺的最高位，也是足少阴肾经的最后一对腧穴。全身穴位以俞命名的惟该穴所处位置最高，足少阴肾经行经到此，其有穴通路已经结束，然肾经脉气并未结束，由胸肺部会聚的脉气将转输至被称为重楼之府的喉部，如《灵枢·经脉》所说："循喉咙，夹舌本。"

第九节
手厥阴心包经

1. 天池

天池，古称"瑶池"，是传说中西王母宴请周穆王之地。千百年来，关于天池有众多神话传说，如说天池是西王母的浴池，又说是西王母梳妆台上的银镜。这些都为天池美丽的景色蒙上了一层神秘的面纱，成为人们期待和向往的地方。

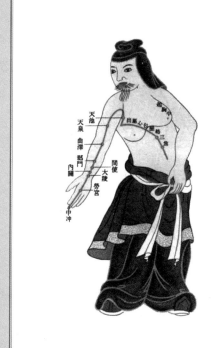

手厥陰心包經之圖

凡九穴
左右共一十八穴

天池
天泉
曲澤
郄門
間使
內關
大陵
勞宮
中冲

循胸出脇
心包絡
三焦

穴名天池，出自《灵枢》。

《灵枢·本输》曰："腋下三寸，手心主也，名曰天池。"

天，指人体的上部。池，池塘。

该穴为手厥阴心包经的第一对穴，当胸肺部、乳头旁。胸肺之气通于天，乳房隆起，内藏的乳汁犹如山巅的池水从乳头溢出。

2. 天泉

天泉，出自《针灸甲乙经》。

《针灸甲乙经·手厥阴心主及臂凡一十六穴第二十五》曰："天泉，一名天温，在曲腋下，去臂二寸。举臂取之。"

天，指人体上部。泉，泉水。

该穴是手厥阴心包经的第二对穴，当上臂内侧。手厥阴心包经的外行线，循胸出胁，从天池穴出来后，下落至手臂，犹如高处飞落而下的泉水。

3. 曲泽

曲泽，出自《灵枢》。

《灵枢·本输》曰："心出于中冲……入于曲泽。曲泽，肘内廉下陷者之中也，屈而得之，为合。"

曲，弯曲。泽，沼泽。

该穴在肘部浅凹的肘横纹上，屈曲肘臂，当肱二头肌腱内侧取穴。

4. 郄门

郄门，出自《针灸甲乙经》。

《针灸甲乙经·手厥阴心主及臂凡一十六穴第二十五》曰：
"郄门，手心主郄，去腕五寸。"

郄，穴孔，此处特指郄穴。门，出入之门户。

该穴又当掌长肌与桡侧腕屈肌肌腱之间，两筋之间隙宽大。该穴又是手厥阴经的郄穴，为本条经脉出入的大门户。

5. 间使

间使，出自《灵枢》。

《灵枢·本输》曰："心出于中冲……行于间使，间使之道，两筋之间，三寸之中也，有过则至，无过则止，为经。"

间，相间，间隔。使，臣使，亦有反复往来之意。

该穴为手厥阴心包经经穴，心包为臣使之官。间使当掌长肌与桡侧腕屈肌肌腱之间。该穴对于神志疾患，诸如癫、狂、痫、癔等，以及疟疾等间隔一段时间反复发作的疾病有特殊的疗效。

6. 内关

内关，出自《灵枢》。

《灵枢·经脉》曰："手心主之别，名曰内关，去腕二寸，出于两筋之间，循经以上系于心，包络心系。"

内，内侧。关，关口。

该穴为手厥阴心包经的络穴，为通向表里经的关口。手厥阴心包经循行到此，别出一条络脉，从内向外，络于手少阳三焦经。

7. 大陵

大陵，也作太陵，是中国古代星官之一，属于二十八宿的胃宿，意为"陵墓"。

《晋书·天文志》记载：太陵八星在胃北，亦曰积京，主大丧也。

大陵，出自《灵枢》。

《灵枢·九针十二原》曰："阴中之太阳，心也，其原出于大陵，大陵二。"

《灵枢·本输》曰："心出于中冲……注于大陵，大陵，掌后两骨之间方下者也，为输。"

大，高大。陵，大土山，山陵，丘陵。

该穴位于掌后高骨下，如陵丘之旁，故名。

8. 劳宫

劳宫，出自《灵枢》。

《灵枢·本输》曰："心出于中冲……溜于劳宫，掌中中指本节之内间也，为荥。"

劳，指劳作。宫，五音之一。

该穴位于掌心，手掌是出工劳作用力最多的部分。手掌平面若以五行划分，掌心的部分属土。宫在五音中属土，当中心位。因此，劳宫之名，就喻指掌心。

9. 中冲

中冲，出自《灵枢》。

《灵枢·本输》曰："心出于中冲，中冲，手中指之端也，为井木。"

中，中指，中间。冲，冲要，通达。

该穴为手厥阴心包经的最后一对穴位，穴当中指指端冲要之处。

🔘

第十节
手少阳三焦经

1. 关冲

关冲，出自《灵枢》。

《灵枢·本输》曰："三焦者，上合手少阳，出于关冲，关冲者，手小指次指之端也，为井金。"

关，通弯。冲，冲要，通达。

该穴为手少阳经的起始穴，当无名指指端。无名指不易单独直伸，其弯曲状，被称作环指。因此，该穴可以说是当弯曲的无名指指端冲要之处。

2. 液门

液门，出自《灵枢》。

《灵枢·本输》曰："三焦者，上合手少阳，出于关冲……溜于液门，液门，小指次指之间也，为荥。"

液，水液，腋部。门，出入之处。

该穴为手少阳三焦经的荥穴，三焦为决渎之官，阳经五输穴中的荥穴属水，故具有清热除烦、通调水道的作用。《灵枢·经脉》在论述三焦经脉的所生病时说，该经主液所生病。

3. 中渚

中渚，出自《灵枢》。

《灵枢·本输》曰："三焦者，上合手少阳，出于关冲……注于中渚，中渚，本节之后，陷者中也，为输。"

中，中间，中心。渚，水中小洲。

该穴当第四、第五掌骨之间的分肉处。第四、第五掌骨间有两条经脉经过，即手少阴心经从手掌内侧经过，而手少阳三焦经从手掌的背侧经过。两条经脉在同一掌骨间运行在手部独此一处，经气通过此地犹如水流绕经小洲而过。

4. 阳池

阳池，出自《灵枢》。

《灵枢·本输》曰："三焦者，上合手少阳，出于关冲……过于阳池，阳池，在腕上，陷者之中也，为原。"

阳，指手背阳面及手少阳。池，水液停聚之处。

该穴为手少阳经的原穴，穴当腕背横纹上，经气犹如水流留止于此。

5. 外关

外关，出自《灵枢》。

《灵枢·经脉》曰："手少阳之别，名曰外关，去腕二寸，外绕臂，注胸中，合心主。"

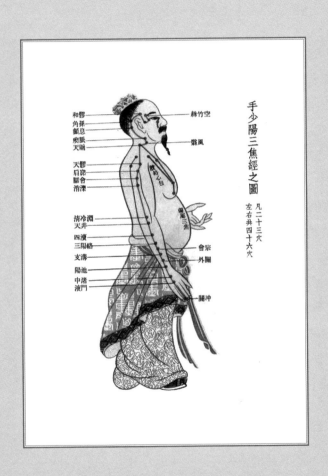

手少陽三焦經之圖

凡二十三穴
左右共四十六穴

和髎
角孫
顱息
瘈脈
天牖

天髎
肩髎
臑會
消濼

清冷淵
天井
四瀆
三陽絡
支溝
陽池
中渚
液門

絲竹空

翳風

微絡心包

偏屬三焦

會宗
外關

關衝

外，外侧。关，关口。

该穴为手少阳三焦经的络穴，为通向表里经的关口。手少阳三焦经循行到此，别出一条络脉，从外向内，络于手厥阴心包经。

6. 支沟

支沟，出自《灵枢》。

《灵枢·本输》曰："三焦者，上合手少阳，出于关冲……行于支沟，支沟，上腕三寸，两骨之间，陷者中也，为经。"

支，支持，又同肢。沟，凹沟。

该穴为手少阳三焦经的经穴，穴当上肢前臂尺桡两骨之间的凹沟中。该穴应于坐位选取，往往以肘部支撑，然后屈臂，将前臂内侧贴于桌面。

7. 会宗

会宗，出自《针灸甲乙经》。

《针灸甲乙经·手少阳及臂凡二十四穴第二十八》曰："会宗二穴，手少阳郄，在腕后三寸空中。"

《医学入门》曰："支沟外旁一寸空中。"

会，聚会，会合。宗，宗派，宗主。

该穴是手少阳经之郄穴，为三焦经经气深聚的部位。该经前臂诸穴皆在臂外正中两骨之间，唯该穴当支沟外旁一寸，虽偏离中线，却不离其宗。

8. 三阳络

三阳络，出自《针灸甲乙经》。

《针灸甲乙经·手少阳及臂凡二十四穴第二十八》曰："三阳络，在臂上大交脉，支沟上一寸。"

三阳，指手太阳、手阳明、手少阳三经。络，联络，维系。

上为阳，下为阴；下肢为阴，上肢为阳；属阴的下肢有三阴交，属阳的上肢也就有三阳络与之相应。

9. 四渎

四渎，出自《针灸甲乙经》。

《针灸甲乙经·手少阳及臂凡二十四穴第二十八》曰："四渎，在肘前五寸外廉陷者中。"

四，数词。渎，大的河川；亦作决渎，有疏浚水道之意。

古代称江、淮、河、济四条大河为四渎，本穴用此穴名以喻指该处经气的运行犹如自然界中大的河川。该穴所属经脉为三焦经，三焦为六腑之一，《素问·灵兰秘典论》说："三焦者，决渎之官，水道出焉。"三焦有引导阴阳、开通闭塞、疏通水道的功能，故官司决渎。该穴以渎命名，当有此意。

10. 天井

天井，是一个众人皆知的名称。众人所指的天井，一为房顶开的采光用的小窗，一为住宅中的墙内小院。

西晋文学家陆机有两句诗，曰："侧间阴沟涌，卧观天井悬。"这或许是舍内天井最早的来源吧。至于宅院结构中天井的这一名称起于何时，已不得而知，但天井这一名称的其他应用则可追溯至先秦。

古代谓天井曰水，曰地形。如《山海经·中山经》中载："有井焉，名曰天井。"在《孙子·行军》中，将四周为山、中间低洼的地形叫作天井。

穴名天井，出自《灵枢》。

《灵枢·本输》曰："三焦者，上合手少阳，出于关冲……入于天井，天井，在肘外大骨之上，陷者中也，为合。"

天，指上肢，尤指上臂。井，低下、深凹有水之处。

该穴位于上臂外侧最低的位置，当肘关节尺骨鹰嘴后上方，屈肘时有凹陷处，有如天井那样四周高起、中间低洼的形态。

11. 清冷渊

清冷渊，出自《针灸甲乙经》。

《针灸甲乙经·手少阳及臂凡二十四穴第二十八》曰："清冷渊，在肘上一寸，伸肘举臂取之。"

清冷渊，古本为清泠渊，也有作清冷渊者。必须分清"冷"与"泠"两者的关系，冷与泠通，冷可以读作泠（líng），而泠却不能读作冷（lěng）。

清泠，清澈凉爽。渊，深水，深潭。

泠与清泠，均为河水的名称。泠水有四，分别在宜城、关中、零陵、桂阳。而《山海经·中次十一经》云："又东南三百里曰丰山，耕父处之，常游清泠之渊。"可见，清泠是水名，渊乃清泠水之深处。

该穴因其能清热泻火，有如身入清冷之深渊，故名。

12. 消泺

消泺，出自《针灸甲乙经》。

《针灸甲乙经·手少阳及臂凡二十四穴第二十八》曰："消泺，在肩下臂外开腋斜肘分下行。"

消，消除，消解，消散，消渴。渌，古水名。渌水，齐鲁间水也，《左传·桓公十八年》中有"公会齐侯于渌"。渌水，源出今山东省济南市西南，北流至渌口入古济水。此段古济水即黄河。

《灵枢·经脉》中，手少阳三焦经的病候有耳聋、浑浑焞焞、咽喉肿痛、汗出等。这些病证似与热病相关，而三焦经的消渌，犹如清凉的渌水，能够清热解毒、消散肿痛、解除烦渴。

13. 臑会

臑会，出自《针灸甲乙经》。

《针灸甲乙经·肩凡二十八穴第十三》曰："臑会，一名臑髎，在臂前廉，去肩头三寸。"

臑，肩下方的肌肉，即现今所说的三角肌。会，聚会，会合。

该穴在肩臂上，与臂臑与臑俞相近，又是手少阳经、阳维脉的交会穴。

14. 肩髎

肩髎，出自《针灸甲乙经》。

《针灸甲乙经·肩凡二十八穴第十三》曰："肩髎，在肩端臑上，斜举臂取之。"

肩，肩部。髎，孔洞，穴窠。

该穴在肩关节处，肩臂上举时，会在肩部产生较为明显的凹陷。

15. 天髎

天髎，出自《针灸甲乙经》。

《针灸甲乙经·肩凡二十八穴第十三》曰："天髎，在肩缺盆中上，骶骨之间陷者中，手少阳、阳维之会。"

"骶骨"，《经穴纂要》曰："即肩井后突骨是也。"

天，指人体的上部。髎，孔洞，穴窟。

该穴在肩背部，肩胛骨的上方，因其靠近头项，位置较高，故名。

16. 天牖

天牖，出自《针灸甲乙经》。

《针灸甲乙经·颈凡十七穴第十二》曰："天牖，在颈筋间，缺盆上，天容后，天柱前，完骨后，发际上，手少阳脉气所发。"

天，指人体的上部。牖，墙上开出的窗洞。

穴当耳后乳突的后下方，天柱、天容两穴间，可以治疗头面五官诸疾。该穴与手太阳经天窗穴名义相同，其所起到的聪耳明目的作用犹如房舍之窗牖，使人开朗。

17. 翳风

翳风，出自《针灸甲乙经》。

《针灸甲乙经·耳前后凡二十穴第十一》曰："翳风，在耳后陷者中，按之引耳中，手、足少阳之会。"

翳，遮蔽。风，风邪。

穴当耳后凹陷处。耳郭犹如遮蔽之物，护挡耳后陷处，以免招风邪的侵袭。少阳木气妄动为风，少阳风热扰动会导致耳鸣、耳聋等气塞气闭的病证，针刺翳风穴，有通达少阳经气、聪耳明目的作用。

从临床上看，翳风所治疗的病证还有很多，如面神经炎导致的面神经麻痹、面部肌肉痉挛抽搐、中风所致的舌强语謇等。

18. 瘈脉

瘈脉，出自《针灸甲乙经》。

《针灸甲乙经·耳前后凡二十穴第十一》曰："瘈脉，一名资脉，在耳本后鸡足青络脉。"

瘈，瘈疭，词出自《灵枢·邪气脏腑病形》，指手脚痉挛、口喝眼斜的症状，俗称"抽风"。脉，筋脉，亦指耳后的青脉。

《灵枢·五邪》有"取耳间青脉以去其瘈"。该穴在耳后青脉处，对小儿惊风、瘈疭有一定疗效。

19. 颅息

颅息，出自《针灸甲乙经》。

《针灸甲乙经·耳前后凡二十穴第十一》曰："颅息，在耳后间青络脉，足少阳脉气所发。"

颅，颅脑。息，休息。

穴当安歇睡眠着枕之处。本穴能治疗上扰脑神的一些病证，可使颅脑得到充分的休息，故名。

20. 角孙

角孙，出自《针灸甲乙经》。

《针灸甲乙经·耳前后凡二十穴第十一》曰："角孙，在耳郭中间，开口有孔，手、足少阳、手阳明之会。"

角，头角，维角。五音之首亦为角，属木。孙，微弱，幼小，幼儿，分支。

《灵枢·经脉》中，手少阳三焦经在头颈的循行："其支者，从膻中上出缺盆，上项，系耳后，直上出耳上角。"该穴在手少阳的支脉上，当耳上角入发际处。与主干相比，支脉则是为孙为络的关系。

角为五音之首，属木，与手少阳三焦经的五行属性相同。角之孙为宫，因此耳上的角孙与耳前的听宫，还有着同样的穴名意义。不要忘了，耳上角这一块，包括率谷穴，都是治疗耳聋、耳鸣、眩晕的重要腧穴。

21. 耳门

耳门，出自《针灸甲乙经》。

《针灸甲乙经·耳前后凡二十穴第十一》曰："耳门，在耳前起肉当耳缺者。"

耳，耳郭，耳部。门，出入之道。

穴居外耳道口旁，有聪耳助听的功能，为声音进入耳内的门户。

22. 耳和髎

和髎，出自《针灸甲乙经》。

《针灸甲乙经·耳前后凡二十穴第十一》曰："和髎，在耳前兑发下横动脉，手、足少阳、手太阳之会。"

和，和谐，调和。髎，髎孔。

《礼记·乐记》"乐以和其声"，指的是和谐悦耳的声音。《尔雅·释乐》曰："大笙谓之巢，小笙谓之和。"笙，以孔发声的多管乐器，能吹出多音的和声。

禾髎穴当外耳道口之旁，喻指外界的声响是通过耳道孔传入耳内的。该穴能够调治耳疾，提高听力。

23. 丝竹空

丝竹，弦乐器与竹管乐器之总称，亦泛指音乐。其中丝指弦乐器；竹指管乐器。《礼记·乐记》载："德者，性之端也；乐者，德之华也；金石丝竹，乐之器也。"唐·韦应物《金谷园歌》曰："洛阳陌上人回首，丝竹飘摇入青天。"

穴名丝竹空，出自《针灸甲乙经》。

《针灸甲乙经·面凡二十九穴第十》曰："丝竹空，一名巨髎，在眉后陷者中，足少阳脉气所发。"

丝，细小的。竹，竹子，竹叶。空，空隙，孔穴。

眉毛的形状犹如细长的竹叶，该穴当形如竹叶末端的眉梢处的孔穴之中。眉毛还如弦乐器上的弯弓，两头被钻出孔眼，以系弓弦。丝竹空如弓弦外侧的孔眼，攒竹如弓弦内侧的孔眼。

○

第十一节

足少阳胆经

1. 瞳子髎

瞳子髎，出自《针灸甲乙经》。

《针灸甲乙经·面凡二十九穴第十》曰："瞳子髎，在目外去眦五分，手太阳、手、足少阳之会。"

瞳子，俗称眼珠子，即眼球。髎，孔隙，洞穴。

该穴位于眼眶之边际，故名。

2. 听会

听会，出自《针灸甲乙经》。

《针灸甲乙经·耳前后凡二十穴第十一》曰："听会，在耳前陷者中，张口得之，动脉应手，少阳脉气所发。"

听，听觉，听力。会，会聚，也指能力。

穴当耳部屏间切迹的前缘，与听宫、耳门、耳和髎等司听力的穴位会聚在耳前区。对于耳聋、耳鸣的患者，该穴有促进听力恢复的能力，故名。

3. 上关

上关，一名客主人，出自《内经》。

《灵枢·本输》曰："刺上关者，呿不能欠。"

《素问·气穴论》曰："上关二穴。"《素问·气府论》："足少阳脉气所发者六十二穴……客主人各一。"

《针灸甲乙经·耳前后凡二十穴第十一》曰："上关，一名客主人，在耳前上廉起骨端，开口有孔，手少阳、足阳明三脉之会。"

上，与下对。关，机关，关节，关口。

穴在耳前，当下颌关节颧弓的上方，沈彤《释骨》曰："在耳前者曰关。"该穴与颧弓下方的下关相对应。

《素问·气府论》王冰注曰："'手足太阳、少阳、足阳明之

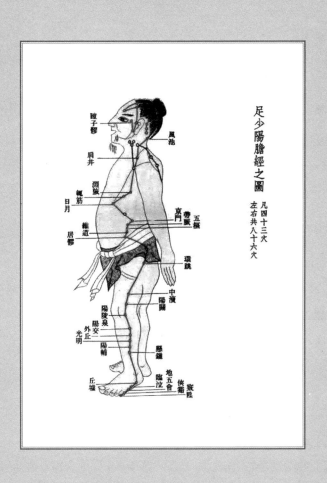

足少陽膽經之圖

凡四十三穴
左右共八十六穴

会。'言经脉之交会，如宾主之相会。《三部九候论》曰：'上部人，'当耳前之动脉，本穴恰值'上部人处'，故名客主人。"

4. 颔厌

颔厌，出自《针灸甲乙经》。

《针灸甲乙经·面凡二十九穴第十》曰："颔厌，在曲周颞颥上廉，手少阳、足阳明之会。"

颔，解剖学名称，腮颊部。厌，止点，止处，如《国语·晋语》所言"民志不厌"。不厌，为没有止境，厌，就是止。

穴当颔部边缘，颧弓之上，耳之前的颞颥部，在吞咽或咀嚼食物时，筋肉收引牵动的所止之处。

5. 悬颅

悬颅，出自《灵枢》。

《灵枢·寒热病》曰："足阳明有夹鼻入于面者，名曰悬颅。"

悬，悬挂。颅，颅脑。

该穴在侧头颞部，如悬置于颅脑两侧的两点。针刺该穴，能够治疗昏晕如悬的头风之疾，故名。

6. 悬厘

悬厘，出自《针灸甲乙经》。

《针灸甲乙经·面凡二十九穴第十》曰："悬厘，在曲周颞颥下廉，手足少阳、阳明之会。"

悬，悬挂，悬垂。厘，长度单位，中国一市尺的千分之一，指距离非常短；亦有厘正、厘清、治理、纠正之意。

鬓发从额角经耳前至曲颊，不是横向的，而是竖向的，呈悬垂状。该穴当鬓角之上际，与鬓发前缘的距离非常短，能治疗偏头痛，清除头风之昏晕如悬等症状。

7. 曲鬓

曲鬓，出自《针灸甲乙经》。

《针灸甲乙经·头缘耳上却行至完骨凡十二穴第五》曰："曲鬓，在耳上入发际，曲隅陷者中，鼓颔有空，足太阳、少阳之会。"

曲，弯曲，卷曲。鬓，发角，鬓角。

曲鬓，意指该穴当发角之弯曲处。

8. 率谷

率谷，出自《针灸甲乙经》。

《针灸甲乙经·头缘耳上却行至完骨凡十二穴第五》曰："率谷，在耳上入发际一寸五分，足太阳、少阳之会。嚼而取之。"

率，率领，至高之意。谷，两山间的夹道或流水道。

全身以谷命名的穴位，该穴位置最高，居于统领之位。

9. 天冲

天冲，星名。《晋书》谓其为妖星，其曰："七曰天冲，出如人，苍衣赤头，不动。"

天冲，出自《针灸甲乙经》。

《针灸甲乙经·头缘耳上却行至完骨凡十二穴第五》曰："天冲，在耳上如前三分。"

天，头颠之位。冲，上冲，冲要。全身以冲命名的穴位，唯有此穴居于头部天位。

少阳虚火扰动上冲，致头晕、耳鸣等，可以此穴治之。

10. 浮白

浮白，原出"浮以大白"，典出西汉·刘向的《说苑·善说》。

魏文侯与诸大夫饮酒，令公乘不仁掌酒，说："饮不净酒的，当浮以大白。"浮以大白，就是罚一大酒杯的酒。可是，文侯自己没有喝尽杯中的酒，公乘不仁举酒杯要罚魏文侯。魏文侯看了一眼公乘不仁，并没有答应。旁边的侍从说："算了，不仁，你退下吧，君已醉了。"可是，公乘不仁不愿意退让，却说："《周书》曰：'前车覆，后车戒'，此乃警示之言。为人臣者不易，为君亦不易。如今君已设下酒令，令不行，能行吗？"魏文侯听公乘不仁说完，道："此话有理。"遂举杯尽饮，饮完说道："公乘不仁是我的上客。"浮以大白，后来又被引申为满饮一大杯酒。

穴名浮白，出自《素问》。

《素问·气穴论》曰："目瞳子浮白二穴。"

浮，浮越，浮现。白，金气。

该穴能够治疗虚阳浮越如"浮以大白"之状的头痛、眩晕、耳聋、耳鸣等头面诸疾。

11. 头窍阴

头窍阴，原出自《针灸甲乙经》，名窍阴，宋·王执中《针灸资生经》起改称头窍阴。

《针灸甲乙经·头缘耳上却行至完骨凡十二穴第五》曰："窍

阴，在完骨上，枕骨下，摇动应手，足太阳、少阳之会。"

《针灸资生经·侧头部左右二十六穴》曰："窍阴二穴，在枕骨下，摇动有空……此有窍阴矣，足少阳胆经亦有此穴，此当为头窍阴也。"

头，头面。窍，孔窍。阴，指阴经所属五脏。

五脏在头面各有其孔窍，肝开窍于目，心开窍于舌，脾开窍于口，肺开窍于鼻，肾开窍于耳。该穴有调治五官阴窍疾患的作用。

窍阴有二，一在足部，一在头部，同属于足少阳胆经，为便于区分，故在此窍阴名称之前冠以"头"字。

12. 完骨

完骨，出自《素问》。

《素问·气穴论》曰："完骨二穴。"

《针灸甲乙经·头缘耳上却行至完骨凡十二穴第五》曰："完骨，在耳后，入发际四分，足太阳、少阳之会。"

完骨，古代解剖名称，即今之颞骨乳突。穴在其处，以骨名名之。

13. 本神

本神，出自《针灸甲乙经》。

《针灸甲乙经·头直鼻中发际傍行至头维凡七穴第一》曰："本神，在曲差两傍各一寸五分，在发际，足少阳、阳维之会。"

本，根本，本原。神，神气，神志。

该穴透过颅骨就是大脑，脑为元神之府、神之根本。

14. 阳白

阳白，出自《针灸甲乙经》。

《针灸甲乙经·面凡二十九穴第十》曰："阳白，在眉上一寸，直瞳子，足少阳、阳维之会。"

阳，指阳经、头。白，白色，明晰，光明；亦喻指肺。

穴当前额眉上，天庭宽广明亮之处。

《素问·风论》在论及五脏风之形状时说："肺风之状，多汗恶风，色皏然白，时咳短气，昼日则差，暮则甚，诊在眉上，其色白。"选用该穴可以治疗风寒外感、头痛、目涩、泪出等症，以使患者神清气爽、视物清朗。

15. 头临泣

头临泣，原出自《针灸甲乙经》，名临泣，《针灸资生经》起改称头临泣。

《针灸甲乙经·头直目上入发际五分却行至脑空凡十六穴第四》曰："临泣，当目上眦直入发际五分陷者中，足太阳、少阳、阳维之会。"

《针灸资生经·偃伏第三行左右十二穴》曰："临泣二穴，在目上直入发际五分陷者中……足少阳有临泣穴矣，此亦有之，盖此乃头临泣穴也。"

头，头部。临，监督，治理。泣，泪出不止。

该穴可以治疗头痛目眩、目赤肿痛、泪出不止等眼部疾患。

临泣有二，一在足部，一在头部，同属于足少阳胆经，为便于区分，故在此临泣名称之前冠以"头"字。

16. 目窗

俗话说，眼睛是心灵的窗户，提到目窗，人们马上就会联想到眼睛。

不错，该穴以目窗命名，确实与眼睛有关，但与心的关系却不大。

目窗，出自《针灸甲乙经》。

《针灸甲乙经·头直目上入发际五分却行至脑空凡十穴第四》曰："目窗，一名至营，在临泣后一寸，足少阳、阳维之会。"

目，眼目。窗，屋上采光通风的洞口。

目，肝之所主也，足少阳胆与足厥阴肝互为表里。该穴当目睛直上，有明目的作用。针刺此穴，犹如房屋开窗，霍然光亮起来。

17. 正营

正营，出自《针灸甲乙经》。

《针灸甲乙经·头直目上入发际五分却行至脑空凡十穴第四》曰："正营，在目窗后一寸，足少阳、阳维之会。"

正，正当，正中。营，营气，营血，营地。

该穴位于目中线上，所以称"正"；为脉气所发处，所以称"营"。

营主血，目得血则明。肝藏血，开窍于目，目为肝血所濡养。该穴当目上正中线，穴下直对营血所濡养的瞳子。

随着穴内气血的收引变化，阳维脉的气血亦汇入穴内，故本穴为足少阳经与阳维脉之会。

18. 承灵

承灵，出自《针灸甲乙经》。

《针灸甲乙经·头直目上入发际五分却行至脑空凡十穴第四》曰："承灵，在正营后一寸五分，足少阳、阳维之会。"

承，承受。灵，神灵。

头顶骨古称天灵盖，保护着大脑，脑为神灵之室。该穴当头顶骨下方，为承受脑神之处。

19. 脑空

脑空，出自《针灸甲乙经》。

《针灸甲乙经·头直目上入发际五分却行至脑空凡十穴第四》曰："脑空，一名颞颥，在承灵后一寸五分，侠玉枕骨下陷者中，足少阳、阳维之会。"

脑，颅脑。空，空虚，空陷。

该穴在后脑勺，风池直上，与枕外粗隆上缘平齐。《针灸甲乙经》云其"侠玉枕骨下陷者中"，当枕后下方空陷之处。

20. 风池

风池，出自《灵枢》。

《灵枢·热病》曰："所谓五十九刺者……风池二。"

风，风邪。池，水液停聚之处。

严冬季节，颈部、项背极易遭受风寒的侵袭，因此人们习惯用围巾将此处紧紧地裹住，而所围裹的范围，上至风池，下及风门。该处易受风邪的侵袭，更是治疗风病的要穴，不仅能治疗外风，还是治疗内风——类中风的要穴。

21. 肩井

肩井，出自《针灸甲乙经》。

《针灸甲乙经·肩凡二十八穴第十三》曰："肩井，在肩上陷者中，缺盆上大骨前，手少阳、阳维之会。"

肩，肩部。井，深井，市井。

穴当颈下肩部凹陷如井之处，为手少阳与阳维脉之会穴，多条经脉出入离合之处，犹如市井。

22. 渊腋

渊腋，《灵枢·经脉》《灵枢·痈疽》中都提到过，不过从文字记述上看，此渊腋仅指部位而言。作为穴位名称，渊腋出自《针灸甲乙经》。

《灵枢·经脉》曰："脾之大络，名曰大包，出渊腋下三寸，布胸胁。"

《灵枢·痈疽》曰："愿尽闻痈疽之形与忌日名……发于颈，名曰夭疽。其痈大以赤黑，不急治，则热气下入渊腋，前伤任脉，内熏肝肺，熏肝肺，十余日而死矣。"

《针灸甲乙经·腋胁下凡八穴第十八》曰："渊腋，在腋下三寸宛宛中，举臂取之。"

渊，深渊。腋，臂胁之间。

臂胁之间有一如渊的深窝为腋，该穴当腋下胁肋处。

23. 辄筋

辄筋，出自《针灸甲乙经》。

《针灸甲乙经·腋胁下凡八穴第十八》曰："辄筋，在腋下三寸，复前行一寸，著胁，足少阳脉气所发。"

辄，古代车厢两旁板上向外翻出的部分，像耳下垂那样，故亦称车耳。筋，筋脉，筋肉。

该穴位于腋下肋间，状如古代车耳的筋肉处。

24. 日月

日月，出自《脉经》。

《脉经·肝胆部第一》曰："胆俞在背第十椎，募在日月。"

日，太阳，或指某天。月，月亮，或指某月。

日指太阳，又可指某一天。某一天又可用"旦"字代用，如元日，又叫作元旦。月与日，亦月与旦，两字相合即为胆。该穴（右）靠近胆囊，为胆之募穴，故取胆之意，主治胁肋胀痛、吞酸、口苦、呕吐、呃逆、黄疸等肝胆疾患。

25. 京门

京门，出自《脉经》。

《脉经·肾膀胱部第五》曰："肾俞在背第十四椎，募在京门。"

京，大。门，出入通达之处。

人体胸廓下胸肋的内侧缘，犹如一个巨大的门阙，该穴当第十二肋骨游离端下际，如大门的入口处。

26. 带脉

带脉，出自《灵枢》。

《灵枢·癫狂》曰："脉癫疾者，暴仆，四肢之脉皆胀而纵。脉满，尽刺之出血，不满，灸之夹项太阳，灸带脉于腰相去三寸，诸分肉本腧。"

带，衣带，带下。脉，经脉。

带脉起于季胁，绕脐一周，犹如系于腰间的一根衣带。带脉能约束纵行之脉，足三阴、足三阳以及阴阳二跷脉皆受其约束，以加强经脉之间的联系。该穴为带脉所过之处，又能治疗带下病，故名。

27. 五枢

五枢，出自《针灸甲乙经》。

《针灸甲乙经·腹自章门下行至居髎凡十二穴第二十三》曰："五枢，在带脉下三寸。一曰：在水道傍一寸五分。"

五，中数。枢，枢纽。

《灵枢·根结》说："太阳为开，阳明为阖，少阳为枢。"少阳在三阳经之中居于半表半里，可出可入如枢机。

足少阳胆经循行于人体头颈、躯干、下肢的外侧，如同掌管门户开阖的转轴，为人体气机升降出入之枢纽，能够调节各脏腑功能，为十二经脉系统中非常重要的部分。足少阳胆经枢机不利，开阖失司，可致多种病变。

五为中数，东南西北中，中居五；五又通午，子午之午，有纵横交错之意。该穴为交会穴，横行循带脉，纵行循足少阳胆经，穴当纵横经脉交叉之处，有转枢之意。此处亦居于髋部转枢之处，故名。

28. 维道

维道，出自《针灸甲乙经》。

《针灸甲乙经·腹自章门下行至居髎凡十二穴第二十三》曰："维道，一名外枢，在章门下五寸三分，足少阳、带脉之会。"

维，维系，约束。道，道路，通达之意。

穴当胆经与带脉交会处。带脉如同维系、约束足经、两跷的束带。该穴位于髂骨前缘，为维系与连接下肢的通道。

29. 居髎

居髎，出自《针灸甲乙经》。

《针灸甲乙经·腹自章门下行至居髎凡十二穴第二十三》曰："居髎，在章门下八寸三分，监骨上陷者中，阳跷、足少阳之会。"

居，位于，亦指端坐，如《论语·阳货》"居，吾语女"，意指"坐，我对你说"。髎，骨空隙处，亦为髁的别称。

穴当髁上，当人体端坐时，髁上该穴处会出现凹陷。

30. 环跳

环跳，出自《针灸甲乙经》。

《针灸甲乙经·足少阳及股并阳维四穴凡二十八穴第三十四》曰："环跳，在髀枢中，侧卧伸下足屈上足取之，足少阳脉气所发。"

环，圆形，环曲，弯曲。跳，跳跃。

穴当髀枢，此处近临髁关节。髁关节为曲体运动的枢纽，需屈膝屈髁的环曲动作才有利于跳跃。取穴时，有一种简便的方法，即让患者侧卧，伸大腿，屈小腿，足后跟所及的髀枢位置即是穴位之所在。处于该体位时，穴处会呈现出一个明显的圆窝形凹陷。

31. 风市

风市，出自葛洪《肘后备急方》，原为奇穴，明·徐凤《针灸大全》将其归属于足少阳胆经。

《肘后备急方·治风毒脚弱痹满上气方第二十一》曰："其灸法，孔穴亦甚多……次乃灸风市百壮。在两髀外，可平倚垂手直掩髀上，当中指头大筋上。"

《针灸大全·足少阳胆之经左右二十八穴》曰："风市垂手中指尽。"

风，风气，风邪。市，集市。

人体站立，上肢下垂时，穴当中指指端所靠大腿外侧部，故其别名曰垂手。该穴为风邪易于侵犯之处，亦是治疗风病的要穴，常用于治疗下肢风痹、中风、半身不遂、麻木不仁等外因或内因所至的风类病证。

32. 中渎

中渎，出自《针灸甲乙经》。

《针灸甲乙经·足少阳及股并阳维四穴凡二十八穴第三十四》曰："中渎，在髀骨外。膝上五寸，分肉间陷者中，足少阳脉气所发。"

中，中间。渎，河流，大川。

人体十四经中，足三阳经的循行路线最长，犹如三条巨大的河流。三阳经在人体的分布为阳明在前、太阳在后，而该穴所在的足少阳经居中，故名。

33. 膝阳关

膝阳关，原出自《针灸甲乙经》，名阳关。《针灸大全》中称足阳关。《针灸学简编》（人民卫生出版社，1959）作膝阳关。

《针灸甲乙经·足少阳及股并阳维四穴凡二十八穴第三十四》曰："阳关，在阳陵泉上三寸，犊鼻外陷者中。"

膝，大腿和小腿相连关节的前半部。阳，指人体的外侧。关，机关，关节，关口。

该穴位于膝关节外侧，当膝关节连接处，为经脉循行的关要所在。

34. 阳陵泉

阳陵泉，出自《灵枢》。

《灵枢·邪气脏腑病形》曰："阳陵泉者，正竖膝予之齐下至委阳之阳取之。"

《灵枢·本输》曰："胆出于窍阴……入于阳之陵泉，阳之陵泉，在膝外陷者中也，为合。"

阳，指外侧、阳经。陵，丘陵，指体表隆起处。泉，水泉。

穴当胫外侧足少阳胆经循行线上，腓骨小头隆起处的前下凹陷中，经气至此旺盛犹如泉水喷涌。

35. 阳交

阳交，出自《针灸甲乙经》。

《针灸甲乙经·足少阳及股并阳维四穴凡二十八穴第三十四》

曰："阳交，一名别阳，一名足髎，阳维之郄，在外踝上七寸，斜属三阳分肉间。"

阳，指外侧、阳经。交，相交，交会。

该穴为足少阳胆经与另一条阳经——奇经八脉之一的阳维脉的交会穴。从其相临关系上看，此穴紧临足太阳、足阳明经。因此，足少阳胆经在这个位置与其他三条阳经交相辉映。

36. 外丘

外丘，出自《针灸甲乙经》。

《针灸甲乙经·足少阳及股并阳维四穴凡二十八穴第三十四》曰："外丘，足少阴郄，少阳所生，在外踝上七寸。"

外，外侧。丘，丘陵，土丘。

小腿外侧中段肌肉丰满如土丘，该穴位居此处。

37. 光明

光明，出自《灵枢》。

《灵枢·经脉》曰："足少阳之别，名曰光明，去踝七寸，别走少阴。"

光，光照，光亮。明，光明，清晰，明亮。

该穴名为光明，是因为该穴是治疗目病的有效穴位。目病则视物模糊不清，此穴可治疗目痛、夜盲等疾患，病愈则眼目光明、视物清晰。

38. 阳辅

阳辅，出自《灵枢》。

《灵枢·本输》曰："胆出于窍阴……行于阳辅，阳辅，外踝之上辅骨之前，及绝骨之端也，为经。"

阳，外侧，阳经。辅，辅助，辅骨。

小腿骨由两块长骨组成，内侧称胫骨。外侧称腓骨。古代称胫骨为内辅骨、腓骨为外辅骨，该穴当小腿外侧外辅骨之近旁，故名。

39. 悬钟

悬钟，出自《针灸甲乙经》。

《针灸甲乙经·足少阳及股并阳维四穴凡二十八穴第三十四》曰："悬钟，在足外踝上三寸动者脉中，足三阳络，按之阳明脉绝乃取之。"

悬，悬挂。钟，钟铃。

悬钟，悬挂于脚踝处的钟铃，也就是脚铃。

脚铃，会使人联想到流行于孟加拉国的一种三拍的脚铃舞。脚铃舞在南亚的印度与孟加拉国广为流行，曲谱与节奏多种多样。脚铃，是大多数印度新娘必备的装饰物。据说，脚铃发出的响声能避免新娘做出越轨的事情。脚铃也是我国少数民族哈尼族的打击乐器，曾流行于云南省红河哈尼族彝族自治州和思茅地区，现民间较少使用。不过，在我国，从古至今，脚铃应用最为广泛的还是系于幼儿脚踝的小银铃，常与手腕上的银镯或银铃相配。

脚铃悬挂的位置，当脚踝之上，该穴位于外踝直上三寸，为距外踝最近的一个经穴。

悬钟还有一别名绝骨。

绝骨，人体部位名，在外踝直上三四寸的腓骨凹陷处。《灵枢·经脉》曰："胆足少阳之脉……直下抵绝骨之端。"腓骨在此突然陷下如尽，故名。

绝骨，最早见于《内经》。作为八会穴之一的髓会，绝骨则首出于《难经·四十五难》，但《难经》中没有说明绝骨穴的具体部位。《备急千金要方》明言"绝骨在外踝上三寸"。《针灸资生经》作悬钟别名。王冰则认为绝骨就是阳辅。孰是孰非，难以定论。不过，从有关文献的定位叙述，或许能够看出一些问题。

关于阳辅，《针灸甲乙经》云："在足外踝上四寸，辅骨前，绝骨端，如前三分。"

关于悬钟，《针灸甲乙经》云："在足外踝上三寸，动者脉中。"

关于绝骨，《肘后备急方》云："在外踝上三寸余，指端取踝骨上际，屈指头四寸便是。"

40. 丘墟

丘墟，出自《灵枢》。

《灵枢·本输》曰："胆出于窍阴……过于丘墟，丘墟，外踝之前下，陷者中也，为原。"

丘，丘陵。墟，土丘；墟又同虚，空虚之意。

穴当外踝前下方空软之凹陷中，该处后有高起如陵的踝突，前有稍稍突起如土丘的跗肉，故名丘墟。

41. 足临泣

足临泣，原出自《灵枢》，名临泣。《针灸资生经》称足临泣。

《灵枢·本输》曰："胆出于窍阴……注于临泣，临泣，上行一寸半，陷者中也，为输。"

《针灸资生经·足少阳胆经左右二十八穴》曰："临泣二穴，木也，在足小指次指本节后间陷中，去侠溪寸半。灸三壮，针二分。偃伏第三行既有临泣穴矣，此亦有临泣穴，此当盖足临泣也。"

足，足部。临，监督，治理。泣，泪出不止。

该穴虽为足部穴位，但却能用以治疗头痛目眩、目赤肿痛、泪出不止等眼目诸疾。

临泣有二，一在足部，一在头部，同属于足少阳胆经，为便于区分，故在此临泣名称之前冠以"足"字。

42. 地五会

地五会，出自《针灸甲乙经》。

《针灸甲乙经·足少阳及股并阳维四穴凡二十八穴第三十四》曰："地五会，在足小指次指本节后间陷者中。"

地，指足。五，序数，第五。会，聚会，会合。

穴当足部第五跖趾关节旁，跖趾关节是跖骨与趾骨会聚之处。

43. 侠溪

侠溪，出自《灵枢》。

《灵枢·本输》曰："胆出于窍阴……溜于侠溪，侠溪，足小指次指之间也，为荥。"

侠，通夹。溪，水溪，溪谷。

穴在第四、第五足趾缝间，此处位置低洼，居于两侧高起的趾骨之间，犹如溪谷被山岭夹在其中。

44. 足窍阴

足窍阴，原出自《灵枢》，名窍阴，《针灸资生经》称足窍阴。

《灵枢·本输》曰："胆出于窍阴，窍阴者，足小指次指之端也，为井金。"

《针灸资生经·足少阳胆经左右二十八穴》曰："窍阴二穴，金也，在足小指次指，去爪甲如韭叶。灸三壮，针一分。窍阴二，其一在此，其一在侧头部，此当为足窍阴也。"

足，足部。窍，孔窍。阴，指阴经所属五脏。

五脏在头面各有其孔窍，肝开窍于目，心开窍于舌，脾开窍于口，肺开窍于鼻，肾开窍于耳。该穴虽在足部，但却能用以调治五官阴窍的诸多疾患。

窍阴有二，一在足部，一在头部，同属于足少阳胆经，为便于区分，故在此窍阴名称之前冠以"足"字。

第十二节
足厥阴肝经

1. 大敦

大敦，出自《灵枢》。

《灵枢·本输》曰："肝出于大敦，大敦者，足大指之端及三毛之中也，为井木。"

大，丰富，亦指大趾。敦，敦厚，土丘；又是古代青铜器名，用来盛放黍、稷、粱、稻等饭食的器皿，由鼎、簋的形制结合发展而成，产生于春秋中期，盛行于春秋晚期到战国晚期。敦所盛放的黍、稷、粱、稻等谷物虽各属五行之一，但谷物本身为禾木的种子，禾木的五行属木，与大敦相合。

该穴位于足大趾的外侧趾甲角旁，形如丰厚的土丘，为足厥阴肝经的井穴，五行上属于木经的木穴，土气太过，木能克之。

2. 行间

行间，出自《灵枢》。

《灵枢·本输》曰："肝出于大敦……溜于行间，行间，足大指间也，为荥。"

行，行走。间，间隔，间隙。

穴当趾跖关节的间隙之中，此处关节的活动关系着人的行走动作。

3. 太冲

太冲，与肾脉、冲脉相关。《灵枢·逆顺肥瘦》曰："夫冲脉者，五脏六腑之海也……其下者，注少阴之大络，出于气街，循阴股内廉，入腘中，伏行骭骨内，下至内踝之后属而别；其下者，并于少阴之经，渗三阴；其前者，伏行出跗属，下循跗，入大趾间，渗诸络而温肌肉。"《素问·上古天真论》曰："女子二七而天癸至，任脉通，太冲脉盛，月事以时下，故有子。"王冰注云："肾脉与冲脉并下行，循足合而盛大，故曰太冲。"《素问·阴阳离

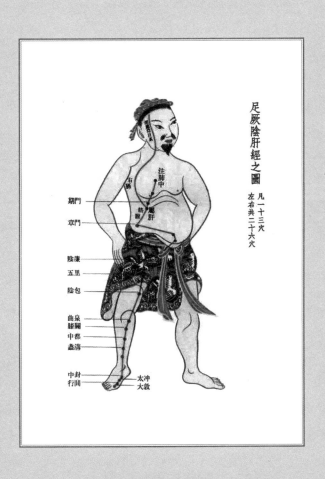

足厥陰肝經之圖

凡一十三穴
左右共二十六穴

注肺中
右胗
期門
章門
懸肝
絡膽
陰廉
五里
陰包
曲泉
膝關
中郄
蠡溝
中封
行間
太冲
大敦

合论》曰："圣人南面而立，前曰广明，后曰太冲。太冲之地，名曰少阴。"张隐庵注云："南面为阳，故曰广明；背北为阴，而曰太冲。太冲乃阴血之原，位处下焦，上循脊里，是以三阴以太冲为主。"太冲，可单指冲脉而言，也可以说是肾脉与冲脉的合称。

穴名太冲，出自《灵枢》。

《灵枢·九针十二原》曰："阴中之少阳，肝也，其原出于太冲，太冲二。"

《灵枢·本输》曰："肝出于大敦……注于太冲，太冲，行间上二寸，陷者之中也，为输。"

该穴位于足大趾间，当足厥阴肝经与肾经、冲脉的冲要之处。穴位深处即能与足底肾经的涌泉穴相接，故能够治疗与冲脉、肾经有关的多种病患。

4. 中封

中封，出自《灵枢》。

《灵枢·本输》曰："肝出于大敦……行于中封，中封，内踝之前一寸半，陷者之中，使逆则宛，使和则通，摇足而得之为经。"

中，中气，正气，精气。封，固守，封藏。

该穴为足厥阴经的经穴，五行属金，在季节上对应秋季。秋季为收获收敛的季节，故此穴可以固守精气，治疗遗精、遗溺。

5. 蠡沟

蠡沟，出自《灵枢》。

《灵枢·经脉》曰："足厥阴之别，名曰蠡沟，去内踝五寸，别走少阳；其别者，循经上睾，结于茎。"

蠡，瓢，也是贝壳的名称。沟，凹沟。

《汉书·东方朔传》曰："以蠡测海。"杨上善注解络穴时说："蠡，瓢勺也。腨骨之内，上下虚处，有似瓢勺渠沟，此因名曰蠡沟。"

穴当胫骨后缘，骨肉之间的凹沟中，因小腿后方肌肉丰满，形如瓢状，故称凹沟中的这个腧穴为蠡沟。

6. 中都

中都，古地名，还是古官府名，如《后汉·樊准传》载："中都官吏，在京师之官吏也。"

穴名中都，出自《针灸甲乙经》。

《针灸甲乙经·足厥阴及股凡二十二穴第三十一》曰："中都，足厥阴郄，在内踝上七寸腨骨中，与少阴相直。"

中，中间。都，都会，聚集。

该穴为足厥阴经的郄穴，约当胫骨内侧面中点，为足厥阴经经气深聚之处。

7. 膝关

膝关，出自《针灸甲乙经》。

《针灸甲乙经·足厥阴及股凡二十二穴第三十一》曰："膝关，在犊鼻下二寸陷者中，足厥阴脉气所发。"

膝，膝部。关，机关，关节。

穴当膝部关节位置。

8. 曲泉

曲泉，出自《灵枢》。

《灵枢·本输》曰："肝出于大敦……入于曲泉，曲泉，辅骨之下，大筋之上也，屈膝而得之，为合，足厥阴也。"

曲，屈曲，弯曲。泉，水泉。

该穴为足厥阴经的合穴，经气如泉，深邃充沛，穴当膝关节屈曲的凹陷处。

9. 阴包

阴包，出自《针灸甲乙经》。

《针灸甲乙经·足厥阴及股凡二十二穴第三十一》曰："阴包，在膝上四寸股内廉两筋间，足厥阴别走太阴。"

阴，指股内阴侧，亦指阴经、下腹部。包，通胞。

穴当股内侧，对前阴、下腹部，以及妇女胞宫等诸多疾患有治疗作用。

10. 足五里

足五里，出自《针灸甲乙经》，原名五里，宋以后改作足五里。

《针灸甲乙经·足厥阴及股凡二十二穴第三十一》曰："五里，在阴廉下，去气冲三寸，阴股中动脉。"

《针灸资生经》曰："五里二穴，在气冲下三寸阴股中动脉……五里有二，其一在手阳明肘上三寸，其一在此，当为足五里也。"

足，指下肢。五里，指躯干内里之五脏。

穴当大腿根部，十二经别是从手足的末端起始，在上下肢近躯干的部位深入，进而入胸腹腔，与内里的五脏六腑相连接。

11. 阴廉

阴廉，出自《针灸甲乙经》。

《针灸甲乙经·足厥阴及股凡二十二穴第三十一》曰："阴廉，在羊矢下，去气冲二寸动脉中。"

阴，指前阴部。廉，边缘。

该穴位于前阴部，耻骨下方的边缘。

12. 急脉

急脉，出自《素问》。

《素问·气府论》曰："厥阴毛中急脉各一。"

急，拘急。急促。脉，动脉，筋脉。

穴当腹股沟动脉搏动应手之处。该穴能够舒展前阴及下腹部的筋脉拘急。

13. 章门

章门，出自《脉经》。

《脉经·脾胃部第三》曰："脾俞在背第十一椎，募在章门。"

章，从字的会意来看，从音从十。"音"表示音乐，"十"表示数字的终了。故章字的本义是一段音乐的结束；章，又指文章、诗歌的段落。门，出入之处。

人体胸肋内侧缘，犹如巨大的门阙，该穴就处在第十一浮肋游离端之下际。

该穴是十二经脉的最后一个经脉——足厥阴肝经的终末穴期门

前的一对穴位，经气运行至此，十二经脉气血的循环周期就快要结束了。

14. 期门

汉代负责守卫的武官，称为期门。东汉·班固《汉书·东方朔传》记载：汉武帝好微行，与良家子能骑射者期诸宫门。建元三年置期门武官掌出入护卫的兵权。

穴名期门，见于东汉·张仲景《伤寒论》。

《伤寒论·辨太阳病脉证并治中》曰："伤寒，腹满谵语，寸口脉浮而紧，此肝乘脾也，名曰纵，刺期门。"

期，周期。门，出入之处。

该穴是足厥阴肝经的最后一对穴位，也是十二经脉的终末腧穴。期门意味着经气在十二经脉的运行完毕，结束这一运行周期后，将周而复始，重新自手太阴肺经开始一个新的流注循行。

还有，本经所属脏肝，为将军之官，取武官之名期门，正合其意。

第十三节
督脉

1. 长强

长强，出自《灵枢》。

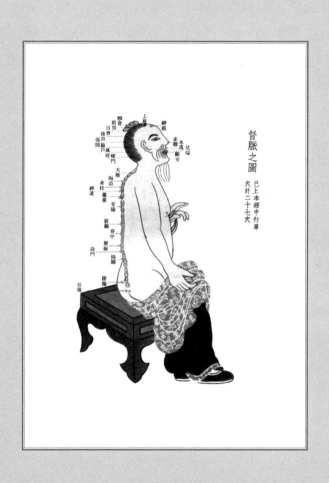

《灵枢·经脉》曰："督脉之别，名曰长强，夹膂上项，散头上，下当肩胛左右，别走太阳，入贯膂。"

长，长，大。强，强大，充实。

长强是督脉络脉的名称，也是督脉的一个穴位的名称，位于尾骨端。督脉循脊上行，脊柱是人身最长的脊椎连接体，是人身强大的梁柱。督脉自下而上，脉气强劲端长。杨上善云："督脉，诸阳脉长，其气强盛，穴居其处，故曰长强也。"

2. 腰俞

腰俞，出自《素问》。

《素问·缪刺论》曰："邪客于足太阴之络，令人腰痛，引少腹控眇，不可以仰息，刺腰尻之解、两胂之上，是腰俞，以月死生为痏数，发针立已，左刺右，右刺左。"

《针灸甲乙经·背自第一椎循督脉下行至脊骶凡十一穴第七》曰："腰俞，一名背解，一名髓空，一名腰户，在第二十一椎节下间，督脉气所发。"

腰，腰骶部。俞，孔穴。穴居腰骶冲要之处，督脉经气将由此进入腰骶部。又因该穴位于"脊骨下空，在尻骨下空"（《素问·骨空论》），即骶管裂孔处，故名腰俞（腰之下孔）、髓空（髓孔）。

3. 腰阳关

腰阳关，原作"阳关"，出自《素问》王冰注。

《素问·气府论》曰："督脉气所发者二十八穴……大椎以下至尻尾及旁十五穴。"王冰注曰："脊柱之间有大椎、陶道……阳关、腰俞、长强、会阳十五穴也。"

《素问·骨空论》曰："折使揄臂齐肘正，灸脊中。"王冰注曰："揄，读为摇。摇，谓摇动也。然失枕非独取肩上横骨间，乃当正形灸脊中也。欲而验之，则使摇动其臂，屈折其肘，自项之下，横齐肘端，当其中间，则其处也，是曰阳关，在第十六椎节下间，督脉气所发。"

腰阳关，古代文献与胆经膝阳关皆作阳关，《针灸大全》用背阳关与足阳关以示区别。《铜人腧穴针灸图经》将本穴归入督脉中。《针灸学简编》作腰阳关。

腰，腰部。阳，阳气，此指下焦阳气。关，关隘，要冲。

腰背属阳，下肢属阴，包括臀部。该穴位于第四腰椎下，平齐两侧髂骨高点，为腰部之冲要，腰部运动的关要之处，是腰椎最易发病的部位。该处深藏下焦原阳之气，气海俞与关元俞就在其周围。

4. 命门

命门，人体生命的根本，最初指眼睛和睛明穴。《灵枢·根结》就经脉的根结理论中谈及太阳经时指出："太阳根于至阴，结于命门。命门者，目也。"

自《难经》开始人们将命门作为内脏提出，认为命门是人体生命之门，先天之气蕴藏之所在，人体生化的来源，生命的根本。命门之火体现肾阳的功能。

穴名命门，出自《针灸甲乙经》。

《针灸甲乙经·背自第一椎循督脉下行至脊骶凡十一穴第七》曰："命门，一名属累，在十四椎节下间，督脉气所发。伏而取之。"

命，指生命。门，出入之通道。

命门为生气出入通达与维系生命之处。《太上黄庭中景经》，金·李千乘注曰："命门，一名玉都，下丹田也。精气出入，神之所居，当脐后是也。"

《素问·骨空论》曰："督脉者……至少阴与巨阳中络者，合少阴上股内后廉，贯脊属肾。"

该穴位于第二、三腰椎棘突间，两侧肾俞之中，穴对脐中神阙，为沟通足少阴肾经与督脉的门户。

5. 悬枢

悬枢，出自《针灸甲乙经》。

《针灸甲乙经·背自第一椎循督脉下行至脊骶凡十一穴第七》曰："悬枢，在第十三椎节下间，督脉气所发。伏而取之。"

悬，悬起；又通旋，旋转。枢，枢纽，枢要。

穴位所居之处，当人躯干旋转之位。腰椎为人身旋动的枢纽。此外，由于人体的脊柱有一个犹如弓形的曲度，因此当人们仰卧时，背部和臀部会紧压床面，而腰部则不会紧压其下，甚至可能会悬离床面。

6. 脊中

脊中，出自《针灸甲乙经》。

《针灸甲乙经·背自第一椎循督脉下行至脊骶凡十一穴第七》曰："脊中，在第十一椎节下间，督脉气所发。俯而取之。"

脊，脊柱，此处指躯干部的全部椎体。中，中间，中部。

古人认为脊椎有21节，其中胸椎12节、腰椎5节、骶椎4节。该穴正当其中。

7. 中枢

中枢，出自《素问》王冰注。

《素问·气府论》曰："督脉气所发者二十八穴……大椎以下至尻尾及旁十五穴。"王冰注曰："脊柱之间有大椎、陶道……会阳十五俞也……中枢在第十椎节下间，俯而取之。"

中，中间，中部。枢，枢纽，枢要。

该穴当脊椎中部枢要之处。

8. 筋缩

筋缩，出自《针灸甲乙经》。

《针灸甲乙经·背自第一椎循督脉下行至脊骶凡十一穴第七》曰："筋缩，在第九椎节下间，督脉气所发。俯而取之。"

筋，筋肉，筋脉。缩，收缩，挛缩。

该穴处于肝位，两侧为膀胱经的肝俞穴。肝主筋，此穴可用来治疗脊强直、目上视等筋脉收缩的病症，对于筋脉弛缓不收亦有缩筋之功效。

9. 至阳

至阳，出自《针灸甲乙经》。

《针灸甲乙经·背自第一椎循督脉下行至脊骶凡十一穴第七》曰："至阳，在第七椎节下间，督脉气所发。俯而取之。"

至，到达。阳，阳气，此指心阳、背阳、上焦的阳气。

穴当第七胸椎棘突下，胸膈之位，其两旁就是膈俞，膈下为中焦脾胃，膈上为上焦心肺，督脉经气运行到此，已到达背阳上焦之处。

10. 灵台

说起灵台，人们自然而然会想到鲁迅《自题小像》的诗句："灵台无计逃神矢，风雨如磐暗故园。寄意寒星荃不察，我以我血荐轩辕。"其中，首句的意思是说心灵是没有办法逃脱爱神的箭矢的。

灵台，也叫灵府，指心。《庄子·庚桑楚》曰："不可内于灵台。"郭象注曰："灵台者，心也。"《上清黄庭内景经》谈到心时说道："灵台盘固永不衰。"鲁迅在几年后写的《摩罗诗力说》中有"热力无量，涌吾灵台"的诗句，文中还多次以灵府指心。

灵台，出自《素问》王冰注。

《素问·气府论》曰："督脉气所发者二十八穴……大椎以下至尻尾及旁十五穴。"王冰注曰："脊柱之间有大椎、陶道……会阳十五俞也……灵台在第六椎节下间，俯而取之。"

穴当第六胸椎棘突下，居于心位，故名。

11. 神道

神道又称天道，原出自《易经》曰："大观在上，顺而巽，中正以观天下。观，盥而不荐，有孚颙若，下观而化也。观天之神道，而四时不忒，圣人以神道设教，而天下服矣。"

汉以后，神道又被指为墓道，如"墓前开道，建石柱以为标"。

神道还是日本的传统民族宗教，最初以自然崇拜为主，属于泛灵多神信仰（精灵崇拜），视自然界各种动植物为神祇。

而穴名神道，则有别于前者，出自《针灸甲乙经》。

《针灸甲乙经·背自第一椎循督脉下行至脊骶凡十一穴第七》曰："神道，在第五椎节下间，督脉气所发。俯而取之。"

神，心神，神气。道，通道。

穴当在第六胸椎棘突下，居于心位，旁平心俞，下接灵台。心者藏神，此为心神出入之通道。

12. 身柱

身柱，出自《针灸甲乙经》。

《针灸甲乙经·背自第一椎循督脉下行至脊骶凡十一穴第七》曰："身柱，在第三椎节下间，督脉气所发。俯而取之。"

身，指身体。柱，为柱梁。

该穴位于背部，当第三胸椎棘突下，从形态上看，此处上通于颠，下连腰骶，旁与两肩胛平齐。穴当冲要之处，为人身之柱梁。

13. 陶道

陶道，出自《针灸甲乙经》。

《针灸甲乙经·背自第一椎循督脉下行至脊骶凡十一穴第七》曰："陶道，在大椎节下间，督脉、足太阳之会。俯而取之。"

陶，重叠的山丘。道，道路。

《说文解字》曰："陶，再成丘也。"《尔雅》曰："再成为陶丘。"魏·孙炎注《尔雅》说道："形如累两盆。"古称山丘有三重：一重敦丘；二重陶丘；三重昆仑。

背部的脊椎高出肌肤，形如重叠的山丘，其中第七颈椎与第一胸椎的突起最为明显，能表现出陶丘的味道，可谓一重敦丘；第一胸椎与第二胸椎的突起，可谓二重敦丘；而该穴位居其间，督脉循行于此，犹如行经重叠的山丘道路。

14. 大椎

大椎，出自《素问》。

《素问·气府论》曰："督脉气所发者二十八穴……大椎，以下至尻尾及旁十五穴。"此处大椎，指颈下的大椎骨。

大椎穴名，见于《针灸甲乙经》。

《针灸甲乙经·背自第一椎循督脉下行至脊骶凡十一穴第七》曰："大椎，在第一椎上陷者中，三阳督脉之会。"

大，巨大。椎，脊椎。

穴当第七颈椎棘突下，第七颈椎为椎体显要之处最大者，穴在其下，故而名之。

15. 哑门

哑门，原作喑门，出自《素问》。《铜人腧穴针灸图经》作"瘂门"。

《素问·气穴论》曰："喑门一穴。"

《铜人腧穴针灸图经·偃伏头部中行凡十一穴》曰："瘂门一穴，一作喑，一名舌横，一名舌厌，在项中央入发际五分宛宛中，督脉、阳维之会，入系舌本，仰头取之。"

哑，音哑，发不出声或说不出话来。门，要地，要塞。

该处既是致哑之门，又是治疗哑病的针刺之处。

16. 风府

风府，出自《灵枢》《素问》诸篇。

《灵枢·本输》曰："七次脉颈中央之脉，督脉也，名曰风府。"

《素问·热论》曰："巨阳者，诸阳之属也，其脉连于风府。"

《素问·骨空论》曰："风从外入，令人振寒……治在风府，调其阴阳，不足则补，有余则泻。大风颈项痛，刺风府，风府在上椎。"

风，风邪。府，府库，集聚。

该穴靠近颅底，与风池穴一样，为风邪易于侵袭的位置。同时，该穴也是治疗风病的要穴。

17. 脑户

脑户一词，出自《素问》，从其叙述来看，所指脑户当属部位。作为穴名，脑户出自《针灸甲乙经》。

《素问·刺禁论》曰："刺头，中脑户，入脑立死。"

《素问·至真要大论》曰："太阳之胜，热反上行，头项囟顶脑户中痛，目如脱。"

《针灸甲乙经·头直鼻中入发际一寸循督脉却行至风府凡八穴第二》曰："脑户，一名匝风，一名会额，在枕骨上，强间后一寸五分，督脉、足太阳之会，此别脑之会。"

脑，颅脑。户，门户。督脉上行至风府后，入属于脑，穴处乃入脑之门户。

18. 强间

强间，出自《针灸甲乙经》。

《针灸甲乙经·头直鼻中入发际一寸循督脉却行至风府凡八穴第二》曰："强间，一名大羽，在后顶后一寸五分，督脉气所发。"

强，强硬，不柔和。间，中间，间隙，孔窍。

穴当头颅的顶骨与枕骨的结合处，能治疗头项强痛等病症。

19. 后顶

后顶，出自《针灸甲乙经》。

《针灸甲乙经·头直鼻中入发际一寸循督脉却行至风府凡八穴第二》曰："后顶，一名交冲，在百会后一寸五分，枕骨上，督脉气所发。"

后，后面。顶，头顶。

穴居头顶最高处的稍后方。

20. 百会

百会，出自《针灸甲乙经》。

《针灸甲乙经·头直鼻中入发际一寸循督脉却行至风府凡八穴第二》曰："百会，一名三阳五会，在前顶后一寸五分，顶中央旋毛中，陷可容指，督脉、足太阳之会。"

百，百脉，百骸。会，会合，交会，朝会。

该穴居于身体最高点，百脉百骸皆仰望朝会。

百会的别名曰三阳五会。三阳五会首见于《史记》。《针灸甲乙经》将其作为百会穴的一个别名。之所以称为三阳五会，是由于该穴位于前后正中线上，当两耳尖直上之处，为足太阳、足少阳、手少阳三条经脉之所过，同时又是这三条经脉与督脉、足厥阴经的交会之处。

但是，也有人认为三阳五会并非百会一穴，如张守节《史记正义》引《素问》云："手足各有三阴三阳：太阴、少阴、厥阴，太阳、少阳、阳明也。五会谓百会、胸会、听会、气会、臑会也。"

21. 前顶

前顶，出自《针灸甲乙经》。

《针灸甲乙经·头直鼻中入发际一寸循督脉却行至风府凡八穴第二》曰："前顶，在囟会后一寸五分，骨间陷者中，督脉气所发。"

前，前面。顶，头顶。

穴居头顶最高处的稍前方。

22. 囟会

囟会，出自《灵枢》。

《灵枢·热病》曰："所谓五十九刺者……巅上一，囟会一，发际一，廉泉一，风池二，天柱二。"

囟，囟门。会，聚会，会合。

额骨上方与顶骨的结合处，被称为囟或囟门。未发育好的婴幼儿，囟门颅骨都不能完全闭合，此处为囟部经气聚会之处，但是未发育好的婴幼儿当慎刺，或者禁刺此穴。

23. 上星

上星，出自《针灸甲乙经》。

《针灸甲乙经·头直鼻中入发际一寸循督脉却行至风府凡八穴第二》曰："上星一穴，在颅上，直鼻中央，入发际一寸陷者中，可容豆，督脉气所发。"

上，指头部。星，指精气。

颜之推《颜氏家训·归心》载："星为万物之精。"该穴位于额头之上，星光四照，故又名神堂、明堂。另外，该穴是治疗头晕目眩的要穴，患者眩晕时，眼前发花如星。

《太平圣惠方》《针灸资生经》皆言："明堂一穴，在鼻直上入发际一寸。"说明宋代文献常以明堂之名讨论该穴。

24. 神庭

神庭，出自《针灸甲乙经》。

《针灸甲乙经·头直鼻中发际傍行至头维凡七穴第一》曰："神庭，在发际，直鼻，督脉、足太阳、阳明之会。"

神，元神，此处指脑。庭，宫廷，庭堂。

道家有三田之说。《中黄经》以脑宫为上丹田、心宫为中丹田、腹胃为下丹田，也称为上中下三庭。上庭脑宫，脑神所居之高贵之处。

25. 印堂

印堂，位于前额两眉头之间。

前额两眉头之间是女子点贴吉祥痣的地方，尤其是印度女人，额头上要有一颗朱砂痣，原本是印度教中祈福的装扮，是用朱砂点贴上的，可以保护这个女人和她的丈夫。据说，这个朱砂点最初是用来模仿吻痕的，后来就象征消灾避邪、逢凶化吉。按照传统的做法，朱砂痣是用朱砂、糯米和玫瑰花瓣等原料捣糊制成的。

作为部位，印堂的形色变化与人的身体健康状况有关。相面术士常以被相面人印堂的形状颜色，附会于人事，作为判断吉凶的预兆。唐·赵蕤《长短经·察相》云："天中丰隆，印堂端正者，六品之侯也。"即天庭饱满，印堂端正，乃大福大贵之兆。

印堂，位于督脉循行通道上，是道家气功修炼中的上丹田，又称"泥丸宫"。

这个穴位，出自《素问·刺疟》。不过《素问·刺疟》并未言及穴位的名称，只是说："刺疟者，必先问其病之所先发者，先刺之。先头痛及重者，先刺头上及两额两眉间出血。"即以两额两眉间定其位。

梁·宗懔《荆楚岁时记》中有："八月十四日，民并以朱水点儿头额，名曰天灸。"记述了民间以朱水点小儿头额这个部位的习俗。

到了唐代，该穴有了名称，叫作曲眉或者光明。孙思邈《千金翼方·卷二十六》载："曲眉，在两眉间。"敦煌卷子《新集备急灸经》有："患大麻风病，两眉中，名光明穴，灸随年。"不过，随着印堂穴名的提出，曲眉与光明也就变成别名了。

印堂穴名始见于元·王国瑞的《扁鹊神应针灸玉龙经》。

《扁鹊神应针灸玉龙经·头风》曰："子女惊风皆可治，印堂刺入艾来加。印堂，在两眉间宛宛中，针一分，沿皮先透左攒竹，补泻后转归原穴，退右攒竹，依上补泻，可灸七壮。"

印堂，是一个人精气元神聚集的地方，位于鼻上端两眉毛中间。《灵枢·五色》称："明堂者鼻也，阙者眉间也（亦称阙中）。""阙"的稍下方两目内眦之间称"王宫"或"下极"。整个面部各有部位，观察面部五色，可用来作为诊断相应脏腑疾患的依据。所谓"阙"指古代高大楼台建筑，是帝王观瞻四方、颁布政令的地方。"下极""王宫"，据明·张介宾《类经·六卷三十二》注："下极居两目之中，心之部也，心为君主，故曰王宫。"至于"明堂"，在《素问·著至教论》中，有"黄帝坐明堂"之语。王冰注曰："明堂，布政之宫也，八窗四达，上圆下方，在国之南，故曰明堂"。"阙""王宫""明堂"三者的含义类同，说明本穴的所在位置，与"君主之官"——心脏有关，是心神所居，布政施令之所在。

穴名"印"字，有"合"的含义；"堂"指明堂。合明堂有与心互合的意思。所以，本穴的治疗是以心脏所主的神志病为主，如心神不宁、烦躁不安、失眠多梦、恍惚健忘、神昏谵语、昏迷惊厥、癫痫、痴呆等。平时在思虑过度、久视疲乏时，也常会引起本穴胀痛，经按摩可缓解，这与手少阴心经别行的正经"合目内眦"有关。

印堂，原属经外奇穴，2006 年 9 月 18 日发布的国家标准《腧穴名称与定位》中，印堂穴由经外奇穴改归至督脉。

26. 素髎

素髎，出自《针灸甲乙经》。

《针灸甲乙经·面凡二十九穴第十》曰："素髎，一名面王，在鼻柱上端，督脉气所发。"

素，白色。髎，孔隙。

该穴位于鼻端，鼻为肺之窍，五行属金，色白。在鼻端隅角处仔细循按，会发现有一个长条形凹陷，故称鼻端的经穴为素髎。

27. 水沟

水沟，出自《针灸甲乙经》。

《针灸甲乙经·面凡二十九穴第十》曰："水沟，在鼻柱下人中，督脉、手足阳明之会。直唇取之。"

水，水液，此处指涕水。沟，沟渠，水道。

该穴位于鼻下人中沟中。人中沟为鼻水流注之凹沟，故名。

该穴之别名人中（《铜人》），因其穴位于人中沟中，故取其部位名。

此沟之所以叫作人中，是因为凹沟与口鼻相接，以天、地、人三才论说，鼻通于天气，口通于地气，而此间的凹沟则当天地之间，即人居其中。

28. 兑端

兑端，出自《针灸甲乙经》。

《针灸甲乙经·面凡二十九穴第十》曰："兑端，在唇上端，手阳明脉气所发。"

兑，八卦之一，《易·序卦》中谓兑卦代表沼泽，《易·说卦》曰："兑者，说也。"兑指口。兑，同锐，又有洞穴之意。端，顶端，端点。

兑端的第一层意思是说，该穴在上唇顶端，口腔大洞口的上方。而它的第二层意思则是根据八卦的符象而得。卦爻中，兑卦口诀为"兑上缺"。兑卦的缺口在上方，如果将人的口唇看作卦符的三条，则上下唇合拢的一条线段可以看成是卦符的中线，下嘴唇的外边缘可看成是卦符的下线，上嘴唇的外边缘可看成是卦符的上线。由于该线段的中点与人中沟相交，故而在上唇中间的唇端形成一个看似缺口的凹弯。

29. 龈交

龈交，出自《素问》。

《素问·气府论》曰："任脉之气所发者二十八穴……龈交一。"

龈，齿龈之肉。交，交合，交接，交会。

该穴为督脉的最后一个穴位，当上唇系带与齿龈之移行处，即齿龈与上唇内的接合处，为任督两脉之交会处。

第十四节

任脉

1. 会阴

会阴，解剖名称，指外生殖器后方与肛门前方的部位。

穴名会阴，出自《针灸甲乙经》。

《针灸甲乙经·腹自鸠尾循任脉下行至会阴凡十五穴第十九》曰："会阴，一名屏翳，在大便前小便后两阴之间，任脉别络侠督脉、冲脉之会。"

会，聚会，会合。阴，阴气，阴部。

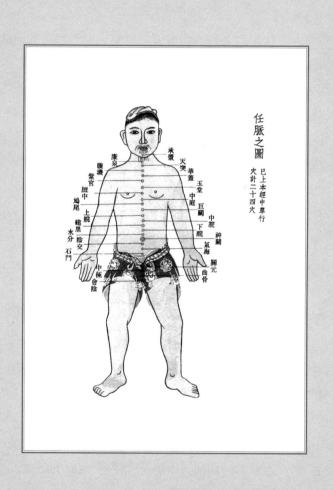

任脈之圖

巳上本經中皁行

穴計二十四穴

承漿
廉泉
天突
璇璣
華蓋
紫宮
玉堂
脘中
中庭
鳩尾
巨闕
上脘
中脘
建里
下脘
陰交
神闕
水分
氣海
石門
關元
中極
曲骨
會陰

该穴位于下腹之下，耻骨下方，前后阴之间的会阴区中点，为阴气之所聚，任脉、督脉、冲脉三条经脉会合之处。

2. 曲骨

曲骨，古代解剖名称，即耻骨。因其上缘形状弯曲，故称为曲骨，亦为屈骨。

穴名曲骨，出自《针灸甲乙经》。

《针灸甲乙经·腹自鸠尾循任脉下行至会阴凡十五穴第十九》曰："曲骨，在横骨上中极下一寸，毛际陷者中，动脉应手，任脉、足厥阴之会。"

因穴当曲骨上缘的中点，故该穴与其骨同名。

3. 中极

中极的说法，多种多样。

《庄子·天运》称："天有六极"。隋·李播《天文大象赋》曰："垂万象乎列星，仰四览乎中级。"此中极乃天之中极，即北极星，一名天中。

《孙膑兵法·十问》载："击此者，必将三分我兵，练我死士，二者延阵张翼，一者材士练兵，期其中极。"此处中极，乃要害之意。

而关乎人体，亦有不同的说法。《备急千金要方·序例》以心为中极，表示心脏居于胸部之中央。《道经》以脐为中极，言其位于腹部之中，以脐中神阙象征北极，故有脐旁与北斗第一星同名的天枢穴。

穴名中极，出自《素问》。

《素问·骨空论》曰："任脉者，起于中极之下。"

中，指人身上下之中，内部，或根本。极，指方位，亦指极、至；古字"极"还与"急"字相通。

该穴在人体的中轴线上，其高度约当人体总长的二分之一。此穴为膀胱经的募穴，主要用于治疗泌尿生殖系统的疾患，对于尿急、尿频有着特殊的疗效。

4. 关元

关元，出自《灵枢》，别名丹田。

《灵枢·寒热病》曰："三结交者，阳明、太阴也，脐下三寸关元也。"

《素问·骨空论》曰："灸寒热之法……脐下关元三寸灸之。"

关，关藏，关闭，交关。元，指元气。

《素问·骨空论》曰"督脉者，起于少腹以下骨中央"，"任脉者，起于中极之下"。《灵枢·五音五味》云："冲脉、任脉皆起于胞中。"三条经脉的契合，即王冰所谓"冲、任、督一源三歧"，同出于肾下胞中。

人之元气发于肾，藏于脐下丹田。丹田，即胞中，为男子贮精、女子维系胞宫之所。因此，该穴是一个关乎元气的穴位，穴下丹田是元阴、元阳之气交关闭藏之处。

5. 石门

石门，古地名。《左传·隐公三年》曰："齐侯、郑伯盟于石门。"石门，即今山东平阴县北。此后，又有多处地点、山隘以石门命名。

《左传·哀公十一年》云："得志于齐，犹获石田也，无所用之。"意谓将不能生长谷物的土地称为石田。

穴名石门，出自《针灸甲乙经》。

《针灸甲乙经·腹自鸠尾循任脉下行至会阴凡十五穴第十九》曰："石门，三焦募也，一名利机，一名精露，一名丹田，一名命门，在脐下二寸，任脉气所发。"

其寓意与前者接近。生理发育不全，不能生育的女子称为石女。传说针刺该穴会使人不育，故《针灸甲乙经》云："女子禁不可刺灸中央，不幸使人绝子。"但是，现今并没有这方面的报道。

不过，石门之名，可能还有另外一层意思，即与古病名石瘕有关。

《灵枢·水胀》曰："石瘕何如？岐伯曰：石瘕生于胞中，寒气客于子门，子门闭塞，气不得通，恶血当泻不泻，衃以留止，日以益大，状如怀子，月事不以时下。"可知石门穴乃治疗石瘕之门户。

6. 气海

气海，出自《脉经》。

《脉经·平三关病候并治宜第三》曰："尺脉微，厥逆，小腹中拘急，有寒气，宜服小建中汤，针气海。"

气，元气，气化，气机。海，广大，深远，聚藏之意。

气海穴是补气的要穴。气海，任脉水气在此吸热后气化胀散，从而化为充盛之气，因此本穴如同气之海洋，所以得名气海。

气海穴在肚脐直下大约一寸半，中医认为此处是人体之中央，是生气之源，人体的真气由此而生，所以对于阳气不足、生气乏源所导致的虚寒性疾病，气海穴往往具有温阳益气、扶正固本、培元补虚之功效。我们常说的下丹田，实际上就是指以气海穴为中心的一片区域。

前人有"气海一穴暖全身"的说法，是说气海穴具有温阳益气、化湿理气的作用。

膻中，人体部位名，宗气所聚处。膻中为上气海，丹田为下气海。《灵枢·海论》曰："膻中者，为气之海。"

"气海者，是男子生气之海也。"《针灸资生经》也说："以为元气之海，则气海者，盖人元气所生也。"常灸此穴有培补元气、益肾固精之作用，是保健灸的要穴。常用的有气海温和灸、气海隔姜灸和气海隔附子饼灸。

气海穴是真气升降开阖的枢纽，是储存真气的重要部位。如果出现腹部胀满、消化不良、大便不通等症状时，就可以多按摩气海穴。

7. 阴交

阴交，出自《针灸甲乙经》。

《针灸甲乙经·腹自鸠尾循任脉下行至会阴凡十五穴第十九》曰："阴交，一名少关，一名横户，在脐下一寸，任脉、气冲之会。"

阴，指腹部阴面与阴经。交，交会，交接。

人身上下阴阳之分，以肚脐水平面为界。该穴位于脐下一寸，再向上行就要越过肚脐，从脐下阴位交至脐上阳位。同时，该穴又是任脉、冲脉与足少阴肾经三条阴经的交会之处。

8. 神阙

神阙，出自《针灸甲乙经》。

《针灸甲乙经·腹自鸠尾循任脉下行至会阴凡十五穴第十九》曰："脐中，禁不可刺，刺之令人恶疡，遗矢者死不治。"

神，元神，神气。阙，宫阙，出入之处。

人在出生前，通过脐带与母体相连，作为元神的物质精微靠脐带血输入体内，因此，脐带便是孕育生命的门户。

人出生后，与母体相连的脐带脱落，形成凹陷，被称为脐。该穴位于脐中，当元神输入之处。

9. 水分

我们平时所说的水分，是指物体内部所含有的水，或者比喻某一情况中夹杂的不真实的成分。

穴名水分，出自《针灸甲乙经》。

《针灸甲乙经·腹自鸠尾循任脉下行至会阴凡十五穴第十九》曰："水分，在下脘下一寸，脐上一寸，任脉气所发。"

水，水液，水气。分，分别，分利。

该穴穴下当小肠处所。《素问·灵兰秘典论》曰："小肠者，受盛之官，化物出焉。"小肠主液所生病，司水谷分清化浊的功能，水谷经过小肠，则清浊分明，水液进入肾脏、流入膀胱，食物残渣下入大肠。如若出现清浊不分，溏薄泻利的情况，针灸水分这个穴位，效果较为明显。

10. 下脘

下脘之名，见于《灵枢》，从其叙述来看，此下脘系指部位。穴名下脘，出自《针灸甲乙经》。

《灵枢·四时气》曰："饮食不下，膈塞不通，邪在胃脘。在上脘则刺抑而下之，在下脘则散而去之。"

《针灸甲乙经·腹自鸠尾循任脉下行至会阴凡十五穴第十九》曰："下脘，在建里下一寸，足太阴、任脉之会。"

下，下部。脘，指胃，《说文解字》曰："脘，胃府也。"

穴当胃体的下方。

11. 建里

建里，出自《针灸甲乙经》。

《针灸甲乙经·腹自鸠尾循任脉下行至会阴凡十五穴第十九》曰："建里，在中脘下一寸。"

建，建立，建树；建又通健，有强健之意。里，内里。

东汉·张仲景所著之《金匮要略》，载有三个建中汤，即小建中汤、大建中汤、黄芪建中汤。因其功能为建立中焦脾胃之气，故名"建中"。

穴当胃脘部，内里为中焦之脾胃。该穴有健里、强脾胃、补益中气的作用。

12. 中脘

中脘，一名太仓，一名胃管。太仓、胃管出自《脉经》《针灸甲乙经》。

《难经·四十五难》曰："府会太仓。"

《脉经·脾胃部第三》曰："胃俞在背第十二椎，募在太仓。"

《脉经·平三关病候并治宜第三》曰："关脉迟，胃中寒，宜服桂枝丸、茱萸汤，针胃管补之。"

宋以前文献，该穴皆作"中管"。王惟一《铜人腧穴针灸图经》始将其统一改作"中脘"。

中，中部。脘，指胃。

胃腑位于中焦，上有心、肺，左右有脾与肝、胆，下有肾与膀胱以及大、小肠。胃居于诸脏腑之中位，而该穴约当胃体的中部，故名中脘。

《素问·灵兰秘典论》曰："脾胃者，仓廪之官，五味出焉。"因此，胃又被称作太仓，如《灵枢·胀论》所说："胃者，太仓也。"故其别名为太仓。

13. 上脘

上脘之名，见于《灵枢》。

《灵枢·四时气》曰："饮食不下，膈塞不通，邪在胃脘。在上脘则刺抑而下之，在下脘则散而去之。"从其叙述来看，此上脘系指部位。

穴名上脘，出自《针灸甲乙经》。

《针灸甲乙经·腹自鸠尾循任脉下行至会阴凡十五穴第十九》曰："上脘，在巨阙下一寸五分，去蔽骨三寸，任脉、足阳明、手太阳之会。"

上，上部。脘，指胃。

穴当胃体的上方。

14. 巨阙

巨阙，传说中的宝剑，为我国五大兵器之首。

最早的说法是巨阙为盘古与蚩尤的一场战斗中的利器，在盘古将蚩尤击毙后，把蚩尤的灵魂封印在巨阙剑之中，尘封多年，不见踪影。

其后，巨阙大多指越王勾践的宝剑，传说为铸剑大师欧冶子所铸。

传说此剑初成时，越王勾践坐于露坛上，忽见宫中有一马车失控，横冲直撞，惊吓了宫中的白鹿。于是越王勾践拔出欧冶子刚铸成剑，指向暴走中的马车，欲命勇士上前制止。但却在拔剑一指时，手中的剑气却将马车砍为两节。当抛上半空的车厢滚落到地上时，越王勾践才发觉手中宝剑的剑气已砍断了马车。于是越王勾践又命人取来一个大铁锅，用此剑一刺，便将铁锅刺出了一个大缺口。这一剑毫不费力，就好像切米糕一样轻易，因此越王勾践便将此剑命名为巨阙。

穴名巨阙，出自《脉经》。

《脉经·心小肠部第二》曰："心俞在背第五椎，募在巨阙。"

《脉经·平三关病候并治宜第三》曰："寸口脉沉，胸中引胁痛，胸中有水气，宜服泽漆汤，针巨阙，泻之。"

巨，巨大。阙，宫阙。

该穴位于剑突下方，剑突犹如宝剑的剑锋，两侧的胸骨肋缘形如一个巨大的门阙，胸骨肋缘之下便是上腹的大凹陷处。

15. 鸠尾

鸠尾，顾名思义是指斑鸠的尾巴。经穴鸠尾，是有这么一层意思。

穴名鸠尾，出自《灵枢》。

《灵枢·经脉》曰："任脉之别，名曰尾翳，下鸠尾，散于腹。"

《针灸甲乙经·腹自鸠尾循任脉下行至会阴凡十五穴第十九》曰："鸠尾，一名尾翳……在臆前蔽骨下五分，任脉之别，不可灸刺。"

将人体的胸骨、胸肋比作鸠鸟，则胸骨柄如鸟头，胸骨体如鸟身，两侧的胸肋如鸟翼，而胸骨之下的剑突软骨则形如鸠鸟的尾巴。该穴当前正中线，紧靠剑突的尾端；且此穴也如鸠鸟一样，能治疗噎膈、反胃的病证。

16. 中庭

中庭，出自《针灸甲乙经》。

《针灸甲乙经·胸自天突循任脉下行至中庭凡七穴第十四》曰："中庭，在膻中下一寸六分陷者中，任脉气所发。仰而取之。"

中，中间。庭，堂阶前的院子，《说文解字》曰："庭，宫中也。"

古代天子布政之宫为明堂，明堂之中为中廷。《尚书·洪范》载："于中庭祀四方。"系指堂下阶前的院子为中庭。此中庭与现代建筑学的中庭略有区别。现代建筑学的中庭是指建筑内部的庭院空间。

该穴位于前正中线，玉堂穴下的胸膛中，其位犹如堂下之中庭。

17. 膻中

膻中，心包络的别称。《素问·灵兰秘典论》曰："膻中者，臣使之官，喜乐出焉。"《灵枢·胀论》载："膻中者，心主之宫城也。"

穴名膻中，出自《针灸甲乙经》。

《针灸甲乙经·胸自天突循任脉下行至中庭凡七穴第十四》曰："膻中，一名元儿，在玉堂下一寸六分陷者中，任脉气所发。仰而取之。"

膻，同袒。中，两胸之中。该穴为心包络的募穴，位于两乳之间，必须袒露胸膛，方能取得此穴。

膻中，宗气所聚之处，为四海之一。《灵枢·海论》曰："膻中者，为气之海。"膻中又为八会穴之一，《难经·四十五难》曰："气会三焦外一筋，直两乳内也。"所指即为膻中穴。因其穴位当人体上半身的胸乳之间，故又称其为上气海，与脐下的气海穴相对应。

18. 玉堂

玉堂，原指玉饰的殿堂，如战国·楚·宋玉《风赋》载："然后徜徉中庭，北上玉堂，跻于罗帷，经于洞房，乃得为大王之风也。"《韩非子·守道》云："人主甘服于玉堂之中。"

后来，玉堂成为汉宫的殿名，如未央宫与建章宫内均有玉堂。司马迁《史记·孝武本纪》曰："于是作建章宫……其南有玉堂、璧门、大鸟之属。"司马贞索隐引《汉武故事》曰："玉堂基与未央前殿等，去地十二丈。"

再后来，玉堂泛指宫殿，如唐·杜甫《进雕赋表》曰："令贾马之徒，得排金门，上玉堂者甚众矣。"

穴名玉堂，出自《针灸甲乙经》。

《针灸甲乙经·胸自天突循任脉下行至中庭凡七穴第十四》曰："玉堂，一名玉英，在紫宫下一寸六分陷者中，任脉气所发。

仰头取之。"

玉，金玉。堂，殿堂。

《素问·异法方异论》曰："西方者，金玉之域，沙石之处，天地之所收引也。"五行中，肺属金，西方为金玉之域，所以《老子中经》有"肺为玉堂宫"之说。该穴当胸肺部中轴线上，此处下有中庭，上有紫宫与其相应，故为玉堂。

19. 紫宫

紫宫，有以下几层含义。

其一，星官名，指紫微垣。汉·赵晔《吴越春秋·勾践归国外传》载："于是范蠡乃观天文，拟法于紫宫筑作小城，周千一百二十二步，一圆三方。"陈沈炯《太极殿铭》载："臣闻在天成象，紫宫所以昭著；在地成形，赤县居其区宇。"

其二，指帝王宫禁。《文选·左思〈咏史〉之五》曰："列宅紫宫里，飞宇若云浮。"李周翰注曰："紫宫，天子所居处。"

其三，神话中天帝的居室。《淮南子·天文训》曰："紫宫者，太一之居也。"

穴名紫宫，出自《针灸甲乙经》。

《针灸甲乙经·胸自天突循任脉下行至中庭凡七穴第十四》曰："紫宫，在华盖下一寸六分陷者中，任脉气所发。仰头取之。"

紫，尊贵的颜色。宫，帝王居所。

《素问·灵兰秘典论》曰："心者，君主之官，神明出焉。"穴当胸部中轴线上，穴下为心君所居之处，且君王的处所为紫宫，故名。

20. 华盖

华盖，古为星名，星官之一，属紫微垣，共十六星，形似伞状，在五帝内座与仙后座"W"形五星之间，西方天文学中则属于仙后座。在紫微斗数中，代表孤傲、孤寂、超然的命象。《卦辞》上说："华盖星甲木，阳木，主孤高，有科名、文章、威仪，入命身宫，宜僧道不宜凡俗。"汉·王褒《九怀·思忠》云："登华盖兮乘阳，聊逍遥兮播光。"

因为华盖星形似伞状，故而后来成为帝王或贵胄车上伞盖的名称。《汉书·王莽传》说："莽乃造华盖九重，高八丈一尺，金瑵羽葆。"晋·崔豹《古今注·舆服》曰："华盖，黄帝所作也，与蚩尤战于涿鹿之野，常有五色云气，金枝玉叶，止于帝上，有花葩之象，故因而作华盖也。"

穴名华盖，出自《针灸甲乙经》。

《针灸甲乙经·胸自天突循任脉下行至中庭凡七穴第十四》曰："华盖，在璇玑下一寸陷者中，任脉气所发。仰头取之。"

华，华丽。盖，护盖。

华盖，原指似伞状的星宿、古代帝王华丽的宝伞，《内经》取类比象，以此喻指肺脏。由于肺脏居于五脏六腑的最高位。因此，《素问·病能论》说："肺为脏之盖也。"《灵枢·九针论》则说："五脏之应天者肺，肺者五脏六腑之盖也。"

肺位于胸腔，覆盖于五脏六腑之上，位置最高，有华盖之称，而该穴又与肺之高点相当，故名。

21. 璇玑

璇玑，一作北极星。《尚书大传》曰："正月上日，受终于文祖，作璇玑玉衡，以齐七政。璇玑者，何也？传曰：璇者，还也，玑者，几也，微也，其变几微，而所动者大，谓之璇玑。是故璇玑谓之北极。"

璇玑，有指北斗前四星的，称魁。《楚辞·九思》载："遥吟兮中野，上察兮璇玑。"洪兴祖补注："北斗魁四星为璇玑。"房玄龄《晋书·天文志》曰："魁四星为璇玑，杓三星为玉衡。"也有泛指北斗的，如汉·扬雄《甘泉赋》曰："攀璇玑而下视兮，行游目乎三危。"曹丕《让禅表》载："下咨四岳，上观璇玑。"

由于璇玑处于天之中极，群星环绕，因此常被喻为权柄、帝位。

古代观测天象的仪器中能运转的部分，称为璇玑。璇玑也指整个测天仪器。《后汉书·张衡列传》中载张衡"遂乃研核阴阳，妙尽璇玑之正，作浑天仪"。

穴名璇玑，出自《针灸甲乙经》。

《针灸甲乙经·胸自天突循任脉下行至中庭凡七穴第十四》曰："璇玑，在天突下一寸中央陷者中，任脉气所发。仰头取之。"

璇，同旋。玑，同机。

穴当胸部中线上，约当胸骨柄中点。穴下喉骨之转动，比作古代观察天文的仪器，即璇玑。同时，由于胸中为心君之居处，此前的经穴，如玉堂、紫宫、华盖等，皆喻指君王之宫禁及其显示权柄的用品，而该穴当胸部最高位，可以此比作君王的权柄、帝位，故名。

22. 天突

天突，出自《针灸甲乙经》。

《针灸甲乙经·胸自天突循任脉下行至中庭凡七穴第十四》曰："天突，一名玉户，在颈结喉下二寸，中央宛宛中，阴维、任脉之会。低头取之。"

天，指天气，亦指人身之上部。突，指突起、喉突、灶突，灶突就是烟囱。

穴当胸骨柄上窝的凹陷中，穴下就是气管，气管当肺与支气管之上，外通天气。若将胸肺比作五间居室，则喉管犹如耸立于其上的灶突。颈部还有两个带"突"的穴位名称，分别是扶突、水突，从其位置上看，均在喉突的附近。

23. 廉泉

廉泉，出自《针灸甲乙经》。

《针灸甲乙经·颈凡十七穴第十二》曰："廉泉，一名本池，在颔下，结喉上，舌本下，阴维、任脉之会。"

廉，边缘，棱角，《广雅》解："廉，清也。"泉，水源。

舌下孔窍名海泉，口中的津液由此而出，舌根之下的喉结在颈前的突起呈现出一个明显的棱角，该穴位于喉结上缘凹陷处，其深部内通舌下的海泉。针刺这个穴位，可使口中产生津液，犹如清纯的泉液涌出。

24. 承浆

承浆，出自《针灸甲乙经》。

《针灸甲乙经·面凡二十九穴第十》曰:"承浆,一名天池,在颐前下唇之下,足阳明、任脉之会。"

承,承受,承接。浆,浆水,此指口中的津液。

《黄庭内景经》称口中的津液为玉津、玉液、玉浆。东汉·刘熙《释名·释形体》解承浆说:"口下曰承浆,承浆水也。"指其可以承受口中之浆水。

该穴当下唇之下的凹窝中,穴之内方(口腔内)为唾液之所聚,穴之外表处则可承接从口中流出来的唾液。

第三章

细说奇穴、阿是穴名称

第一节
细说奇穴名称

奇穴，是指有固定的位置，有一定的名称，但没有归属于经穴之内的一些穴位。奇穴之名，始见于方贤的《奇效良方》和杨继洲的《针灸大成》，明清医籍中又有别穴、漏经穴、怪穴、奇俞等名称。

古代中医文献中，有许多关于奇穴的记载。《灵枢·刺节真邪》的"奇输"，是"未有常处也"，可视为阿是穴与经穴之间的一类腧穴，亦即后来所说的奇穴。《肘后备急方》里奇穴又有增加，多明确其部位及主治，很少给予命名。《肘后备急方》之后，奇穴多有其名称，唐《备急千金要方》载有奇穴187个，明《针灸大成》专列"经外奇穴"一门，收有35穴。《针灸集成》汇集了144穴，足以说明历代医家对奇穴是颇为重视的。

经外奇穴一名的出现，可能是造成近现代人们对奇穴误读的一个因素。长期以来，各家对经外奇穴见解各异，有的针灸文献认为"奇穴"就是"经外奇穴"的简称；有的认为不在十四经脉循行部位的穴位称"经外奇穴"；有的认为《内经》未载之穴称"奇穴"，《铜人腧穴针灸图经》未载之穴称"别穴"，而习惯上将《内经》《铜人腧穴针灸图经》未载之穴均称为"经外奇穴"。此皆为不明"经外奇穴"由来之故。经查，北宋《铜人腧穴针灸图经》为天圣年间医官王惟一奉诏主持编修，是一部系统的针灸腧穴典籍。南宋《针灸资生经》在编写时以《铜人腧穴针灸图经》360穴为次，又将《黄帝明堂经》《备急千金要方》等典籍中"《铜人腧穴针灸图经》不载数穴即附入之"，其在"目录上"记载所附腧穴之名，如眉冲、明堂、当阳等。将这些腧穴集为一处，虽未言明即是"奇穴"，而实为奇穴之滥觞。其后，明代《奇效良方》始称"奇穴"，《类经图翼》则称之为"奇俞"，《东医宝鉴》《针灸集成》又称之为"别穴"。《针灸大成》在《奇效良方》基础上增添所收集的奇穴，名之曰"经外奇穴"。自此，"奇穴"或"经外奇穴"便成为腧穴分类之一。

经外奇穴之经，并非经脉之经，而指针灸经典《铜人腧穴针灸图经》。《奇效良方》认为《铜人腧穴针灸图经》未载之穴不合乎规范，故称之为奇穴。杨继洲编撰《针灸大成》时认为《铜人腧穴针灸图经》所载之穴为正，不载之穴为奇，为了让用针者明白"奇穴"与《铜人腧穴针灸图经》的关系，便在"奇穴"之前加上"经外"二字。其结果反生歧义，认为"奇穴"是"经外奇穴"的简称，即奇穴位于十四经脉之外。

由于"经外奇穴"容易产生不必要的误解，建议"经外奇穴"不再使用，统一规范为"奇穴"。

奇穴的命名，主要根据其所在部位的特有名称，或其所在部位的体表特点，以及所在部位临近的脏腑器官，或其主治而命名，也有个别穴位是套用取穴的方法而命名的。

奇穴，尤其是近现代产生出来的一些新穴，其穴位的名称意义大多一目了然。这些穴位，要么根据它所在的解剖位置，要么根据它的功效与治疗作用而定。如额中，在额头的中点；安眠，有治疗失眠的作用等，不一而足。

一、头颈部

1. 四神聪

四神聪穴位的早期应用，见于《备急千金要方》，取穴比较麻烦。

在《备急千金要方·风癫》中引述了徐嗣伯灸治风眩的用穴，其曰："风眩灸法，以绳横度口至两边，既得口度之寸，便以其绳头度鼻，尽其两边两孔间，得鼻度之寸数，中屈之，取半，合于口之全度，中屈之，先觅头上回发，当回发灸之。以度四边左右后，当绳端而灸。前以面正。"意谓选穴者先用绳量患者两口角长度，再量两鼻孔外缘间长度，以其全长的中点置于头顶旋毛正中，前后合于头正中线，两端是穴。再以此绳与正中线成十字交叉，左右两端是穴。

穴名四神聪，原名神聪，出自《太平圣惠方》。

《太平圣惠方》曰："神聪四穴，在百会四面，各相去同身寸一寸是穴"。取穴简便。

池澄清《针灸孔穴及其疗法便览》（人民卫生出版社，1959）称此穴为四神聪。

《针灸孔穴及其疗法便览》曰："四神聪，奇穴。百会前、后、左、右各一寸处，共计四穴。针二至三分。灸一至三壮。主治头痛、目眩、癫痫、狂乱。"

四，指四个穴点。神，元神，脑神。聪，聪慧，心思灵敏。

该穴能治疗眩晕、癫痫、狂乱以及神经衰弱等神志方面的疾患，故称其为神聪。因为该穴在百会四面，各相去同身寸一寸，计四个穴点，故又叫作四神聪。

2. 当阳

当阳，出自《备急千金要方》。

《备急千金要方·目病》曰："眼急痛不可远视，灸当瞳子上入发际一寸，随年壮。穴名当阳。"

当，位于，担当。阳，指头、眼、阳经，亦指太阳。

该穴位于额头上方，头临泣穴后 0.5 寸处，在足少阳胆经的循行线上，能够治疗头痛、眩晕、感冒、鼻塞、目赤肿痛等头部病症。此穴当头之顶部，是诸阳脉会聚之所在，也是太阳当头照的位置。

3. 鱼腰

鱼腰，一名光明，其应用出自敦煌卷子《新集备急灸经》。

《新集备急灸经》曰："患大风病，两眉中名光明穴，灸随年。"

鱼腰名称，见于元·王国瑞《扁鹊神应针灸玉龙经》。

《扁鹊神应针灸玉龙经·一百二十穴玉龙歌》曰："眉目疼痛不能当，攒竹沿皮刺不妨……攒竹：在眉尖陷中。针二分，沿皮向鱼腰，泻多补少。"此处鱼腰，似指部位，即眉毛的中点。

明确鱼腰穴位置的文献，即明·方贤《奇效良方》。

《奇效良方》曰："鱼腰二穴，在眉中间是穴。"

《银海精微》中的"光明穴"，在"对瞳上上眉中"，即鱼腰的位置，可看作鱼腰的别名。

鱼，水中生物，鱼儿。腰，胯上胁下的部分，在身体的中部。

穴当眉毛中央。因为眉毛的形状与鱼儿相似，该穴又在似鱼的眉毛中段，故名。鱼腰穴主治眶上神经痛、面神经麻痹、目赤肿痛、眼睑下垂等。

4. 太阳

太阳穴在耳郭前，前额两侧，外眼角延长线的上方。太阳穴在中医经络学上被称为"经外奇穴"，也是最早被各家武术拳谱列为要害部位的"死穴"之一。少林拳中记载，太阳穴一经点中"轻则昏厥，重则殒命"。现代医学证明，打击太阳穴，可使人致死或造成脑震荡而致意识丧失。

《水浒传·鲁提辖拳打镇关西》中写道："只一拳，太阳上正着，却似做了一个全堂水陆的道场，磬儿，钹儿，铙儿，一齐响。"

宋·宋慈《洗冤录·论沿身骨脉及要害去处》载："额下者眉，眉际之末者太阳穴。"元·高文秀《黑旋风》中载："俺这拳起处如刀切，恨不得打塌这厮太阳穴。"

穴名太阳，出自《太平圣惠方》。

《太平圣惠方·卷五十五》曰："太阳二穴，在眉外五分。"

《圣济总录·误伤禁穴救针法》曰："眼小眦后一寸，太阳穴。"《奇效良方·奇穴》补充道："在眉后陷中，太阳紫脉上。"

太，高、极的意思。阳，阴阳的阳。头颞部的微凹处，俗称为太阳穴。穴在此位，所以叫太阳。

该穴是人们能够触摸到的、人体表面的、处于阳经阳位的最大凹穴，主治偏正头痛、面神经麻痹、目赤肿痛、三叉神经痛等。

5. 耳尖

耳尖，当耳轮上方尖上，出自明·方贤《奇效良方》。

《奇效良方·奇穴》曰："耳尖二穴，在耳尖上，卷耳取之，尖上是穴。治眼生翳膜，宜灸七壮，不宜灸多。"

因该穴位当耳郭上方的尖上，故名。

该穴主治目赤肿痛、目翳、喉痹等，宜三棱针点刺出血。

6. 球后

球后，见于夏贤闽"新发现的奇穴'球后'治疗122例（201
眼）眼病的介绍"[《浙江中医杂志》1957，2（8）：354–358]一文。

近据上海针灸学者叶明柱考证，该穴位名称首出于夏贤闽
（抚顺）"针刺球后穴"[《中华眼科杂志》1956，6（5）：481]一文。

该穴当眶下缘外1/4与内3/4交界处。

针刺该穴，进针后，针尖略向内上方，朝神经孔方向直刺，
因其深位当眼球之后，故名为球后。针刺时注意嘱患者眼向上看，
用手指轻轻固定眼球，不要使用捻转提插手法。

该穴主要用于治疗视神经炎、视神经萎缩、视网膜色素变性
等眼底疾患。

7. 上迎香

上迎香，出自《银海精微》。

《银海精微·充风泪出》曰："久流冷泪，灸上迎香二穴、天
府二穴、肝俞二穴。"又《银海精微·风弦赤眼》曰："烂弦火穴
法，鱼腰二穴、睛明二穴、上迎香二穴、攒竹二穴、太阳二穴。"

上，与下反之。迎香，指迎香穴。

该穴位于鼻骨下凹陷中，鼻唇沟上端尽处，当内外迎香之上方，
故名。因其对鼻炎、鼻窦炎有较好的疗效，故亦将此穴称为鼻通。

鼻通，出自《常用新医疗法手册》，其曰："鼻通。取法：鼻

骨下凹陷中，鼻唇沟上端尽处。"

鼻，鼻子，五官之一。通，通透，通畅。

该穴主治鼻炎、鼻窦炎、鼻塞等鼻病。针灸此穴能促使内鼻的呼吸通畅。

《银海精微》刊本均刊名为唐·孙思邈所著。但今之学者研究多认为是托名，为宋以后作品。

8. 内迎香

有关内迎香，早在晋·葛洪《肘后备急方》中就有记载。

《肘后备急方·救卒中恶死方》曰："一方取葱黄心刺其鼻，男左女右……若使鼻中血出佳。"

金元·张子和《儒门事亲·目疾头风出最急说》中，有"反鼻两孔内，以草茎弹之出血"的方法。

穴名内迎香，见于元·王国瑞《扁鹊神应针灸玉龙经》。

《扁鹊神应针灸玉龙经·一百二十六穴玉龙歌》曰："心血炎上两眼红，好将芦叶搐鼻中。若还血出真为美，目内清凉显妙功。内迎香：在鼻孔内，用芦叶或箸叶作卷，搐之，血出为好。应合谷穴。"

内，里。迎香，指迎香穴。

该穴位于鼻翼两内侧壁，与迎香穴内外相对，故称内迎香。主治热病、眩晕、目赤肿痛等疾，针刺操作宜点刺出血。

9. 聚泉

聚泉，见于明·徐凤《针灸大全》。

《针灸大全·八法主治病证》曰："舌强难言，及生白苔，关冲二穴，中冲二穴，承浆一穴，聚泉一穴。"

《针灸大成·经外奇穴（杨氏）》曰："聚泉一穴，在舌上，当舌中，中直有缝，陷中是穴。"

聚，聚集，会聚。泉，水泉，此指口腔内的津液。

舌上有舌腺，分泌津液，该穴当舌中缝陷中，津液会聚之处。主治舌强、舌缓、咳喘、味觉减退等。

10. 海泉

海泉穴的应用，见于《灵枢·终始》，其曰："重舌，刺舌柱以铍针。"《类经图翼》载："舌柱，即舌下之津如柱者。"即指舌系带中央。

穴名海泉，见于《针灸大全》。

《针灸大全·八法主治病证》曰："重舌肿胀，热极难言，十宣十穴，海泉一穴，在舌理中。"海泉，在舌下系带中点处。

海，与天相对，在下为水。泉，水泉，此指口腔内的津液。

舌下有腺体舌下腺，为口腔内分泌津液的三大腺体之一。此穴当舌的下面，唾液涌出之处，故以海泉命名。主治呕吐、呃逆、重舌肿胀、舌缓不收、喉闭等。

11. 金津、玉液

金津、玉液的应用，《内经》与《备急千金要方》均有所记载。

《灵枢·刺疟》曰："刺舌下两脉。"

《备急千金要方·舌病第四》曰："治舌卒肿，满口溢出，如吹猪胞，气息不得通，须臾不治杀人……刺舌下两边大脉，血出。"

金津、玉液之穴位名称，见于《针灸大全》。

《针灸大全·八法主治病证》曰："重舌肿胀，热极难言，十宣十穴，海泉一穴，在舌理中。金津一穴，在舌下左边，玉液一穴，在舌下右边。"又曰："双鹅风，喉闭不通，此乃心肺二经热，少商二穴，金津一穴，玉液一穴，十宣十穴。"

金津、玉液位于舌体下面，舌系带两侧静脉上，卷舌取之。

金津、玉液两穴位于人体正中线两侧对称的位置，实则应被看作一个穴位。

舌体下面有舌下腺，舌下腺为混合性腺，以黏液腺泡为主，分泌润滑的黏液物质，故称舌体下面的两穴为金津、玉液。主治舌强、舌肿、口疮、喉闭等。

12. 翳明

翳明，出于王文启"介绍新发现的奇穴'翳明'之临床应用"[《中华医学杂志》1956，42（6）：535]一文。

翳，遮蔽，此指耳朵。明，光明，亦指眼睛。

因该穴位于耳之后，翳风穴后1寸，主治近视、远视、夜盲、白内障、青光眼、视神经萎缩等眼部疾患，故名翳明。

13. 颈百劳

颈百劳，原名百劳。

《针灸资生经》曰："妇人产后浑身疼，针百劳穴，遇痛处即针，避筋骨及禁穴。"所述位置不详，或作阿是穴。《扁鹊神应针灸玉龙经》曰："百劳，在背第一椎骨尖上，针三分，灸二七壮。"《针灸大全》则认为该穴是大椎、百劳的别名而已。

穴名百劳，见于清·廖润鸿《针灸集成》。

《针灸集成·颈项部》曰："百劳，在大椎向发际二寸点记，将其二寸中折墨记，横布于先点上，左右两端尽处是。主治瘰疬，灸七壮，神效。"

该穴位于大椎穴上2寸，再左右旁开1寸。《素问·气穴论》曾言："大椎上两旁各一，凡两穴。"或许，奇穴颈百劳源于此。

颈，颈部。百，数词，一百，多的意思。劳，瘰病。

该穴主治位于颈部的淋巴结核。古代将结核病称为瘰病，颈淋巴结核为多发性结核，故名。

14. 伴星（侠上星）

伴星，出自柯传灏《针灸经外奇穴治疗诀》（科技卫生出版社，1958）。

《针灸经外奇穴治疗诀》曰："伴星，在上星穴左右各三寸处。主治息肉，灸三寸。"

该穴原名侠上星，出自《备急千金要方》。

《备急千金要方·鼻病》曰："治鼻中息肉，灸上星三百壮，穴在直鼻入发际一寸。又灸侠上星两旁相去三寸，各一百壮。"

该穴主治癫痫、眩晕、偏头痛、鼻息肉。

侠，通夹。伴，陪伴，在旁边。上星，指上星穴。

该穴位于头部中线入发际1寸，旁开3寸处。入发际1寸处是上星穴，旁开3寸的此穴夹持在上星穴左右。

15. 寅门

寅门，出自《备急千金要方》。

《备急千金要方·伤寒发黄》曰："寅门穴，从鼻头直入发际，度取通绳，分为三断，绳取一分，入发际，当绳头针。是穴治马黄、黄疸等病。"意谓寅门穴位于头部，以鼻尖至前发际的1/3长度为折，以此折一端齐前发际，一端沿督脉向上，尽处是穴，主治黄疸。

郝金凯《针灸经外奇穴图谱》（陕西人民出版社，1963）认为该穴的定位为前正中线入发际1.8寸处。

寅，有敬的意思，也有谨慎的含义。《尔雅》曰："寅，敬也。"《说文解字》曰："寅，居敬也。"门，头上的部位名，如脑门、囟门等。

寅门穴以鼻尖为始度量。鼻为肺之窍，肺经的经脉流注在一日之中以寅时最为旺盛。所量之穴当脑门与囟门之间。

古代人们敬谦磕头，额头上方碰触地面的地方就是寅门穴之所在。

16. 天聪

天聪，出自《备急千金要方》。

《备急千金要方·发汗吐下后》曰："若病者（伤寒）三四日以上，宜先灸脑上二十壮。依绳度鼻正上尽发际，中屈绳断去半，便从发际入发中，灸绳头名曰天聪。"

该穴位于头正中线，以鼻尖至发际的1/2距离，从发际量入头上。相当于入前发际2.7寸处。

天，指头。聪，指耳目聪明、头脑清醒。

该穴位于头部，针灸此穴能解除因外感所致的头痛、身热、恶寒等头脑不清的病证，故名。

17. 囟中

囟中，出自《备急千金要方》。

《备急千金要方·惊痫》曰："小儿暴痫，若目反上视，眸子动，当灸囟中。取之法，横度口尽两吻际，又横度鼻下亦尽两边，折去鼻度半，都合口为度，从额上发际上行度之，灸度头一处，正在囟上半合骨中，随手动者是。此最要处也。"该穴约与囟会穴同位。

囟，囟门。中，中央，之中。

该穴当囟门之中，故名。

18. 插花

古代有一时期流行戴簪花，是将花朵插戴在发髻或冠帽上，作为一种装饰。其花为鲜花或罗帛等所制。在唐代的绘画作品中，有不少妇女戴簪花的形象，如《簪花仕女图》等。

穴名插花，出自清·张镜《刺疗捷法》。

《刺疗捷法·刺法歌》曰："天庭疗从尾骶刺，肩井面岩百劳治。插花颊车与地合，中冲一穴须刺至。"另在该书"考证穴法"篇中解释道："插花，额两旁上发际一寸半。"

该穴主治头面疗疮、偏头痛等。穴当两额角发际直上一寸半处，系古代人们头上插花之处。

19. 额中

额中，为上海针灸名家杨永璇之经验穴，出自杨永璇等的"新编经穴歌诀"[《上海中医药杂志》1956，（4）：36–39] 一文。柯传灏《针灸经外奇穴治疗诀》（科技卫生出版社，1958）中收录了此穴。

《针灸经外奇穴治疗诀》曰："额中，取目内眦、目外眦为一目寸，乃将目寸从印堂穴上尽处是穴。主治烂眼弦。"

额中主治额窦炎、头痛头晕、呕吐等。

额，额部。中，中点。

该穴位于前额的中点处。

20. 山根

山根，原作鼻交頞中，见于《千金翼方》。

《千金翼方·诸风第七》曰："鼻交頞中一穴，针入六分……此主癫风角弓反张……黄疸、急黄八种大风。"鼻交頞中，源于《灵枢·经脉》，其曰："胃足阳明之脉，起于鼻之交頞中，旁约太阳之脉。"鼻交頞中，即与足太阳经睛明穴平齐的鼻根部，额、鼻之间的凹陷处。

山根，出自清·骆如龙《幼科推拿秘书》（后世将此书改为《幼科推拿全书》）。

《幼科推拿秘书·穴象手法》曰："山根（在两眼中间，鼻梁骨，名二门）。"主治目赤肿痛、迎风流泪、鼻塞不通等。

山，山岳。根，根底。

该穴位于前正中线，两眼内眦之中点处，当鼻根部。鼻在面部隆起犹如一座山峰，此穴则在山根处。

21. 健明

健明，见于《常用新医疗法手册》（人民卫生出版社，1970）。

《常用新医疗法手册》曰："健明取法：下睛明下 2 分处稍外，眶下缘内方。"

该穴位于眶下缘内 1/4 与 3/4 交界处，眶下缘内方。

健，康健。明，明亮，亦指眼睛。

该穴主治视神经萎缩、视网膜炎、视网膜色素变性、斜视等影响视力的眼科疾患，故名。

22. 上明

上明，见于《常用新医疗法手册》，主治角膜白斑、屈光不正、视神经萎缩等。

《常用新医疗法手册》曰："上明取法：眉弓中点，眶上缘下。"

上，上边。明，明亮，清晰，亦指眼睛。

该穴在额部，眉弓中点，眶上缘下，位于眼球的上方。主治眼病，能使患眼复明，故曰上明。

23. 外明

外明，见于《常用新医疗法手册》，位于眼外眦角上三分，眶上缘内方。主治屈光不正、角膜白斑、视神经萎缩等。

《常用新医疗法手册》载："外明取法：眼外角上三分许。"

外，外侧。明，光明，也指眼睛。

该穴能够治疗影响视力的一些眼病，且穴位在眼睛的外眦角，故名外明。

24. 新明

新明，见于三七一医院"针刺新明穴治疗视神经萎缩215例"[《人民军医》1974，（2）：43-47]，其主要作者为李聘卿。

新明穴共有两穴，称为新明1穴、新明2穴。新明1穴位于耳垂后褶皱之中点，相当于翳风穴前上5分处。新明2穴位于眉梢上1寸外开5分处。

新，新的，与原先相对应。明，光明，清晰，看得清楚。

该穴主治视神经萎缩、视网膜色素变性、黄斑变性等眼疾，能使原先弱视症状得以改善，视物重新清晰起来，故名。

25. 颊里

颊里，出自《备急千金要方》。

《备急千金要方·伤寒发黄》曰："颊里穴，从口吻边入往对颊里去口一寸针，主治马黄、黄疸、寒暑瘟疫等病，颊两边同法。"

颊，面颊。里，内里。

该穴于口角向后 1 寸的口腔内颊黏膜上取穴。穴当面颊内里，故名。

26. 燕口

提到燕口，不禁让人想到元代的一首散曲小令《醉太平·讥贪小利者》曰："夺泥燕口，削铁针头，刮金佛面细搜求，无中觅有。鹌鹑嗉里寻豌豆，鹭鸶腿上劈精肉，蚊子腹内刳脂油，亏老先生下手！"

穴名燕口，出自《备急千金要方》。

《备急千金要方·风癫》曰："狂疯骂詈挝斫人，名为热阳风，灸两吻边燕口处赤白际各一壮。"

此外，该穴还常被用来治疗面瘫、口部肌肉痉挛、偏头痛等疾患。

燕，燕子。口，嘴巴，口唇。

该穴位于两口角之赤白肉际处，犹如燕子的口角，故名。

27. 悬命

说到悬命，不禁使人想到成语"命悬一线"。

命悬一线，指生命垂危或处境十分危险，出自叶赫那拉·图鸿《乾隆皇帝·第二章》曰："弘历正命悬一线时，东方兰儿又突然现身，与吴秃子拼了个两败俱伤。"

穴名悬命，出自《备急千金要方》。

《备急千金要方·风癫》曰："邪鬼妄语，灸悬命十四壮。穴在口唇里中央弦弦者是。一名鬼禄。"

该穴在上唇系带之中点处，主治癫狂、昏迷谵语、小儿惊痫等。直刺 0.1 ～ 0.2 寸。

悬命，维系生命。《素问·宝命全形论》曰："夫人生于地，悬命于天，天地合气，命之曰人。"王冰注曰："命惟天赋，故悬于天。"

《肘后备急方》认为上唇系带之中点处可以治疗猝死恶疾。该穴能将上入鬼册、命悬一线的患者的生命抢夺回来，故名。

28. 唇里

唇里，出自《备急千金要方》。

《备急千金要方·伤寒发黄》曰："唇里穴，正当承浆里边逼齿龈，针三锃，治马黄、黄疸、寒暑瘟疫等病。"

该穴主治黄疸、瘟疫、口噤、口臭、面颊肿、齿龈炎、口腔炎等。

唇，口唇。里，内里。

该穴位于口腔内唇龈之间，与口腔外唇下的承浆穴相对应，故名唇里。

29. 扁桃

扁桃，见于《新医疗法汇编》（甘肃人民出版社，1970）。

扁桃，指扁桃体。

《新医疗法汇编》曰："扁桃腺，颊车下一横指。针法：针刺时针直接刺入扁桃体，针可刺二寸半深。主治：扁桃腺炎、腮腺炎。"

该穴位于颈部，下颌角直下五分处，近临扁桃体。主治扁桃体炎及急、慢性喉炎、咽炎等病证，故名。

30. 蛾根

蛾根，见于《中医研究工作资料汇编（第二辑）》（上海科学技术出版社，1958）。

《中医研究工作资料汇编（第二辑）》曰："蛾根穴，治疗乳蛾……部位约在曲颊前1寸，下颌骨之内缘，针入8分许，小儿酌减。"主治急、慢性扁桃体炎、咽喉炎等。

蛾，乳蛾，是以咽喉两侧喉核（即扁桃体）红肿疼痛，形似乳头，状如蚕蛾为主要症状的喉病。根，根基，所在。

该穴位于下颌骨内缘，当下颌角前下方1寸处，近临扁桃体，故名。

31. 牵正

牵正，见于《常用新医疗法手册》，当耳垂前0.5～1寸，与耳垂中点相平处寻找到结节或敏感点即为该穴。

《常用新医疗法手册》曰："牵正穴取法：耳垂前0.5～1寸。"

牵，牵拉。正，纠正。

该穴可以治疗面瘫，有牵拉、纠正口角歪斜的作用，故名。

32. 侠承浆

侠承浆，出自《备急千金要方》。

《备急千金要方·伤寒发黄》曰："侠承浆穴，去承浆两边各一寸，治马黄、急疫等病。"

近现代该穴以治疗面瘫、齿痛、三叉神经痛等疾患为主。

侠，通夹，夹持，即从两旁限制住。承浆，指承浆穴。

该穴位于承浆两侧各 1 寸处，承浆被夹持于其中。

33. 上廉泉

上廉泉，见于《常用新医疗法手册》（广州军区后勤部卫生部编，人民卫生出版社，1970）。

《常用新医疗法手册》曰："上廉泉（奇穴），取法：仰头，前正中线，喉结上 1 寸，舌背上方。"

上，下之对。廉泉，指廉泉穴。

该穴在廉泉穴上 1 寸，因其治疗病证与廉泉穴相同，故名上廉泉。较之廉泉，上廉泉在针刺的应用上更便于掌握应用。

34. 安眠

安眠，见于马照寰《实习笔记两则》[《中医杂志》1962，（4）：13]。

《实习笔记两则》曰："安眠穴（是奇穴，位置在翳风、风池之间）。"穴当翳风与风池连线中点。

安，安静。眠，睡眠。

该穴主治失眠、头痛、眩晕及神经精神诸疾，临床中多用来治疗失眠，故名。

35. 上天柱

上天柱，见于《针灸临床治疗学》（日·代田文志著，胡之光译）。

《针灸临床治疗学》曰："（上天柱，在风府两旁五分至七分的地方取穴，是作者自己的秘方穴），和天柱大体同效，但对神经衰弱或脑溢血、血压亢进等症此穴较有效。先试压这两个穴，取其压痛强的一个。为视力衰弱、视网膜炎、视神经萎缩、眼底出血等的重要穴。"

上天柱也是上海针灸名家金舒白治疗甲状腺疾病的经验效穴。

上，与下对。天柱，指天柱穴。

该穴位于天柱穴直上 0.5 寸处，故名。

36. 新设（新识）

新设，出自朱链《新针灸学》（人民出版社，1951）。

该穴位于项部斜方肌外缘，后发际下 1.5 寸，直对风池处。主治后头痛、项强、落枕、肩胛疼痛、咳嗽、气喘、咽痛等。

新，新的。设，设定。识，认识。

该穴为《新针灸学》中少有的新穴。《新针灸学》是新中国成立后最早出版的针灸图书。此穴被发现后，认为是新增的，最新认识的新穴之一，就暂定名为"新识"。1955 年承淡安《中国针灸学》收录了新识。后来，《新针灸学》再版时将新识改成了新设，即新设定的腧穴，而《中国针灸学》未能同步改回。因此，新设、新识，实为一个穴位。

37. 下风池

下风池，见于《新医疗法手册》（吉林人民出版社，1971）。

《新医疗法手册》曰："下风池，风池下五分。"

该穴主治后头痛、青光眼、视网膜色素变性等。

下，上之对。风池，指风池穴。

该穴位于项部，入发际 0.5 寸项部肌肉隆起外缘的凹陷处，当风池穴的下方。

38. 颈夹脊

夹颈椎、胸椎、腰椎的穴位，见于《素问》。

《素问·缪刺论》曰："从项数脊椎夹背，疾按之应手如痛，刺之旁三痏，立已。"杨上善注曰："脊有二十一椎，以两手侠脊当推按之，痛处即是足太阳络，其输两傍，各刺三痏也。"

穴名夹脊，也就是华佗夹脊，并没有包括颈夹脊在内。

颈夹脊是针灸临床常用的穴位，但是它的名称从何而来，却鲜为人知。据上海针灸学者叶明柱"'颈夹脊'源流考略"[《上海针灸杂志》2016，35（12）：1464-1465]一文的考证，颈夹脊穴名出自河南省正骨研究院、河南洛阳地区正骨医院针麻研究组论文"颈夹脊用于上肢针麻手术 120 例临床观察"[《新医学》1977，8（22）：500-501]。

颈，颈项。夹，夹持，从两旁夹住。脊，脊椎。

夹脊，脊椎旁 0.5 寸处，是自第 1 胸椎至第 5 腰椎棘突下两侧的穴位。而第 1 颈椎至第 7 颈椎棘突下两旁 0.5 寸处，治疗颈椎病的穴位，较之胸部的夹脊穴，更为常用。因其在颈部，故称为颈夹脊。

39. 崇骨

崇骨，见于《针灸集成》。

《针灸集成·背部》曰："崇骨一穴，在大椎上，第一小椎是也。"

该穴位于后正中线，当第六、七颈椎棘突之间。

崇，高大。骨，骨骼。

脊椎躯干部的最高位有一大椎体，为第七颈椎。该穴当第七颈椎与第六颈椎之间，故名。主治颈椎病、项部肌肉痉挛、感冒、咳嗽、百日咳、气喘、结核、疟疾、癫痫等。

40. 顶椎

顶椎，原名项椎，出自《备急千金要方》。

《备急千金要方·消渴》："消渴，小便数，灸两手小指头及两足小趾头，并灸项椎，佳。"

顶，最。椎，脊椎。

该穴位于项后中线，当第七颈椎棘突之高点处。第七颈椎是项背部脊椎中棘突最高的一节。

41. 血压点

血压点，见于《常用新医疗法手册》。

《常用新医疗法手册》曰："血压点，取穴：第六、七颈椎棘突间旁开2寸。"

该穴在第六、七颈椎棘突之间旁开2寸。

血压，生理学术语，通常所说的血压是指动脉血压。点，穴点。

该穴具有调节高、低血压，使其趋于正常的作用，故名血压点。

42. 颈臂

颈臂，见于《芒针疗法》（人民卫生出版社，1959）。

《芒针疗法》曰："颈臂……在锁骨上窝中央至锁骨内侧端之中点。"

颈臂主治上肢痿痹，肩臂、手指麻木或疼痛诸症。

颈，颈部；颈与项比较，颈位于颈部的前缘。臂，臂膀。

该穴位于颈、臂之间，锁骨上缘，当锁骨上窝中央至锁骨内侧端之中点，臂丛之所在，故名颈臂。

二、胸腹部

1. 子宫

子宫，人体部位名，是女子排出月经和孕育胎儿的器官，属奇恒之府。位于带脉之下，小腹之中，前有膀胱，后有直肠，下端伸入阴道。在脏腑和天癸、冲、任、督、带的共同作用下，完成其生理功能。

穴名子宫，出自《针灸大全》。

《针灸大全·八法主治病证》曰："女人子宫久冷，不受胎孕，中极一穴、三阴交二穴、子宫二穴，在中极两傍各三寸。"

因其主治子宫下垂、月经不调、痛经、功能性子宫出血、子宫内膜炎、不孕症等妇科疾患，故名子宫。

2. 胃上

胃上，见于郝金凯《针灸经外奇穴图谱续集》（陕西人民出版社，1974）。主治胃下垂、腹胀、胃痛。

《针灸经外奇穴图谱续集》曰："胃上，定位：位于上腹部，脐上二寸，左右旁开各一寸处，左右计二穴。"

胃，胃脘部。上，与下腹对应，指胃脘。

该穴当上腹胃脘部，脐上 2 寸，前正中线旁开 4 寸处，故名。

3. 气门

气门，出自《备急千金要方》。

《备急千金要方·妇人方上》曰："妇人绝嗣不生，灸气门穴，在关元傍三寸各百壮。"

《备急千金要方·妇人方下》曰："女人胞漏下血不可禁止，灸关元两傍相去三寸。"

气，精气，生养之气。门，门户。

该穴施用灸法，有助妇人生养之气，以利于受孕。此穴有如打开孕养之气的门户，故名。

4. 提托

提托，见于《常用新医疗法手册》。穴当下腹部正中线上，脐下 3 寸，左右旁开 4 寸处。

《常用新医疗法手册》曰："提托，取法：关元穴旁开四寸。"

提，升提。托，托举。

该穴主治子宫脱垂、肾下垂等症。因其具有升提、托起下垂内脏的功能，故名。

5. 截疟

截疟，首见于《备急千金要方》。

《备急千金要方·温疟》曰："一切疟无问远近，正仰卧，以线量两乳间，中屈，从乳向下灸，度头随年壮，男左女右。"

该穴当乳头直下 4 寸处。《经外奇穴治疗诀》将其列为奇穴，名截疟。

截，拦截，截止。疟，疟疾。

该穴因主治疟疾而得名，曰截疟。

6. 始素

道家的宇宙观以无中生有立论，具体划分为四个阶段，即易、初、始、素。"易"是空虚寂寥的未有气的阶段；"初"是"气"产生的阶段；"始"是"形"产生的阶段；"素"是"质"产生的阶段。

奇穴始素，出自唐·王焘《外台秘要》。

《外台秘要》曰："始素，在腋胁下廉下二寸骨陷者中，主胁下支满、腰痛引腹、筋挛、阴气上缩。举臂取之。"穴当腋中线上，腋窝下 2 寸处。

始，开始。素，白色，亦指肺。

该穴在肺的体表投影区内，肺是先后天之精气会聚产生新鲜血液的场所，而肺经又为十二经之始。穴居腋中线上，是背阳、胸阴相交之处，以此为始前移，就是前胸。相对于背部的赤肉，前胸就是白肉。

7. 神府

古谓神府，有两种说法：一指灵府，谓精神之宅。如《晋书·文苑传论》曰："季鹰纵诞一时，不邀名寿，《黄花》之什，潜发神府。"唐·骆宾王《上瑕丘韦明府启》载："灵襟转璧，绚逸照于兰池；神府惊苹，韵清音于桂浦。"二曰仙府、洞府。如唐·骆宾王《游灵公观》诗曰："灵峰标胜境，神府枕通川。"

穴名神府，见于《备急千金要方》。

《备急千金要方·心腹痛》云："心痛暴绞急绝欲死，灸神府百壮，在鸠尾正心，有忌。"

神，心神。府，处所，所居之处。

神府，意指心之神气所居之处。

该穴当胸骨剑突之中心处，主治心痛，艾炷灸 3 ～ 5 壮。《经外奇穴图谱》定位该穴在中庭穴下 0.3 寸处。

8. 脐中四边

脐中四边的应用，见于《肘后备急方》《备急千金要方》。

《肘后备急方·救卒客忤死方》曰："以绳横度其人口，以度其脐，去四面各一处，灸各三壮，令四火俱起，瘥。"

《备急千金要方·惊痫》曰："治小儿暴痫者……灸太仓及脐中上下两旁各一寸，凡六处。"

《针灸孔穴及其疗法便览》，称其为脐中四边。

脐中，肚脐中央。四边，四周。

该穴在脐中及其上下左右各 1 寸处，故名脐中四边。

9. 风痱

风痱，病证名，指中风后出现偏瘫、四肢废而不用的疾患，见于《诸病源候论·风病诸候》，简称痱。

风痱穴位的记载，见于《备急千金要方》。

《备急千金要方·风痱》曰："治风痱不能语、手足不遂方：度病者手小指内歧间至指端为度，以置脐上直望心下，以丹注度上端毕，又作两度。续所注上合其下，开其上取其本，度横置其开上令三合，其状如倒作"厶"字形。"

《针灸经外奇穴图谱》称该穴为风痱，定位在中脘穴下 0.5 寸一穴，左右旁开 1.5 寸各一穴。艾炷灸 3 ～ 7 壮。

风，指中风，尤指类中风。痱，与"废"同义。

因为该穴主治中风不语、手足不遂，故名。

10. 三角灸（疝气灸）

三角灸的应用，在明·陈会《神应经》中有所叙述。

《神应经·阴疝小便部》曰："疝气偏坠：以小绳量患人口两角为一，分作三，折成三角，如"△"样。以一角安脐心，两角在脐下，两旁尽处是穴。患左灸右，患右灸左，二七壮，立愈。二穴俱灸亦可。"

后清·吴谦《医宗金鉴·刺灸心法》称其为疝气灸，清·廖润鸿《针灸集成》则称其为脐旁穴。近代《针灸学》又改称为三角灸。

三角，三角形。灸，艾灸。

该穴的取穴，是以两口角间的长度为一边作一等边三角形，顶角置于脐心，底边水平，下两角即穴，故名三角灸。

11. 胞门、子户

胞门、子户，人体部位名，见于《脉经》曰："任脉者，起于胞门、子户。"主治痛经、白带过多、妇女不孕、月经不调、腹中积聚等。

《针灸甲乙经·腹自幽门侠巨阙两傍各半寸循冲脉下行至横骨凡二十二穴第二十》曰："气穴，一名胞门，一名子户，在四满下一寸，冲脉、足少阴之会。"

胞门、子户为气穴的异名。

而《千金翼方》中，胞门、子户的位置与气穴不同，虽同样与关元平齐，却比气穴旁开一寸半。

《千金翼方·针灸》曰："若堕胎腹痛，漏胞见赤，灸胞门五十壮，关元左边二寸是也。右旁名子户。"

胞，女子胞。子，子宫。

该穴深处为女子胞（即子宫），胎儿发育、成长、娩出的处所。

12. 维胞

维胞，见于《经外奇穴汇编》（中国针灸学研究社，1951）。穴当髂前上棘内下方凹陷处，平关元穴。

《经外奇穴汇编》曰："维胞，维道穴斜下一寸处，针五至八分。治疗子宫脱垂。"

维，保养，维护。胞，女子胞，即子宫。

该穴主治子宫脱垂，故名。

13. 维宫

维宫，见于《经外奇穴汇编》。穴当髂前上棘之内下方凹陷（维胞）斜下 1 寸处，或于维道穴斜下 2 寸处取穴。

《经外奇穴汇编》曰："维宫，维道穴斜下二寸处，针五至八分。治疗子宫脱垂。"

维，保养，维护。宫，子宫。

该穴主治子宫下垂，故名。

14. 阑门

阑门，又作阁门、兰门、关门。

《针灸玉龙歌》曰："阁门，在玉茎毛际两傍各三寸。"

《针灸大全》曰："阑门二穴，在曲骨两傍各三寸，脉上是穴。"

阑门，本是部位名，七冲门之一，为小肠下口，因其穴主治阴疝，阴疝属于中医学的小肠病，故名。

15. 止泻（利尿）

止泻，见于《常用新医疗法手册》。

《常用新医疗法手册》曰："止泻取法：脐下 2.5 寸。"

穴当下腹部正中线，脐下 2.5 寸处。一名利尿（吕秉义"按压利尿穴解尿潴留"《中医杂志》1964，6）。

止，停止，休止。泻，泄泻。利，通利。尿，小便。

该穴主治腹痛、腹泻等肠道疾病，还有通淋利尿的作用。

16. 下曲骨

下曲骨，出自《中国针灸学》，主治闭经、月经不调等。

《中国针灸学》曰："下曲骨，耻骨软骨之下边际。针五分，灸五壮。主治月经不调、月经闭止。"

下，下边。曲骨，耻骨联合，亦指曲骨穴。

该穴位于阴阜部，当耻骨联合下缘中央凹陷处。耻骨联合上缘之中点为曲骨，故本穴称下曲骨。

17. 羊矢

羊矢，部位名。《针灸甲乙经》载："阴廉，在羊矢下。"明代·吴昆《针方六集·神照集》说："羊矢者，肤中有核如羊矢也。"

羊，羊类。矢，古又同屎。

羊矢即羊屎，原指羊粪，因为股内侧，腹股沟下方能摸到类似羊矢状的淋巴结，故名。

羊矢穴的应用，见于《备急千金要方》。

《备急千金要方·瘿瘤》曰："瘿瘤……胸膛、羊矢，灸一百壮。"

《医学入门》定位羊矢为"气冲下一寸"。明·张介宾《类经图翼·奇俞类集》曰："羊矢，在会阴旁三寸，股内横纹中，按皮肉间有核如羊矢。"

该穴主治瘿瘤、疝气偏坠等。

18. 玉门头

玉门头，出自《备急千金要方》。

《备急千金要方·风癫》曰："第十一针阴下缝，灸三壮，女人即玉门头。"

该穴为十三鬼穴之一，别名鬼藏，主治妇人阴疮、癫狂。

玉门，指女子阴道口。头，指阴蒂。

房中术的著述中，古代文人将男子的阴茎称为玉茎，女子阴道的入口处则称为玉门。因该穴当女子的外阴部，阴户上端，大阴唇内，阴蒂处是穴，故名玉门头。

三、背部

1. 定喘

定喘，亦称治喘。该穴本名喘息穴。

喘息，出自庞中彦"支气管性气喘的针灸疗法"（《北京中医》1954，3（11）：29-30）。

庞文记载："喘息穴位置在第七颈椎与第一胸椎之间的大椎穴旁一横指三至五分（半英寸）。"

《针灸学简编》（人民卫生出版社，1957）中首次使用了定喘穴："定喘，又名喘息，在背上部……第七颈椎棘突旁开五分至一寸处。"

《常用新医疗法手册》（人民卫生出版社，1970）中的记载（定喘，大椎穴旁开5分）与现代腧穴的国家标准（定喘穴旁开大椎穴0.5寸）一致。

定，止住。喘，喘息。

该穴具有止咳平喘、通宣理肺的作用，故名。

2. 夹脊

夹脊，亦称华佗穴、华佗夹脊、佗脊、脊旁等。

夹脊穴的应用首见于《素问》。

《素问·缪刺论》曰："从项数脊椎夹背，疾按之应手如痛，刺之旁三痏，立已。"杨上善在这段经文后注解道："脊有二十一椎，以两手侠脊当推按之，痛处即是足太阳络，其输两傍，各刺三痏也。"

范晔《后汉书》中所载的《华佗别传》曰："又有人病脚躄不能行。佗切脉，便使解医，点背数十处，相去一寸或五寸……言灸此各七壮，灸创（疮）愈即行也。后灸愈，灸处夹脊一寸上下，行端直均匀如引绳。"

夹脊穴名，见于《类经图翼·奇俞类集》，其曰："夹脊穴。《肘后》云：此华佗法。《千金翼》云：治霍乱转筋，令病者合面卧，伸两手着身，以绳横牵两肘尖，当脊间绳下两旁，相去各一寸半所。"

至于华佗夹脊之名，据叶明柱、冯禾昌"华佗夹脊穴源流考略"[《上海针灸杂志》2009，28（8）：490-491]一文指出："最早对华佗夹脊进行论述为日本江户后期的著名针灸家石坂宗圭……在其所撰的《针灸说约》（1821年）记载：'夹脊穴左右各十七穴，合三十四穴。可针可灸。从大椎至十七锥，去脊中，左右旁开各半寸。'其在《针灸茗话》中更增添了主治内容。柳谷素灵注曰：'夹脊穴也就是所谓的华佗穴，有人亦称之为脊穴，也有人称之为膀胱第一行。'1926年玉森贞助之在《针灸经穴医典》中编'阿是穴'之九三记载的'华佗狭脊穴'即华佗夹脊穴。"

夹，夹持，从两旁夹住。脊，脊椎，脊柱。

夹脊，指背部脊椎两旁的穴位，即自第一胸椎至第五腰椎棘突下两侧夹脊中左右旁开0.5寸处。

华佗夹脊，指此夹脊穴，为华佗首创。

夹脊穴的适用范围较广，其中上胸部的穴位治疗心肺、上肢疾病，下胸部的穴位治疗胃肠疾病，腰部的穴位治疗腰、腹及下肢疾病。

3. 胃管下俞

胃管下俞，出自《备急千金要方》。

《备急千金要方·消渴》云："消渴咽喉干，灸胃管下输两穴各百壮。穴在背第八椎下，横三间寸灸之。"

该穴位于第八、九胸椎棘突之间旁开 1.5 寸。

胃，脏腑器官。管，管道。下，下面，以下。俞，指背俞穴。

胃当横膈之下，横膈平第七胸椎位。胃上之管道为食道，在横膈之上。该穴为背部第八胸椎下，旁开 1.5 寸的背俞穴，故名。

由于该穴所处位置与支配胰腺的神经节段有关，且主治与胰腺有关的疾病，故近世被人称作"胰俞"穴（上海中医学院《针灸学》人民卫生出版社，1974）。

4. 痞根

痞根，见于《医学入门》。

《医学入门·治病奇穴》曰："痞根穴，专治痞块十三椎下，各开三寸半。"

穴当第一腰椎棘突下缘中点旁开 3.5 寸处，或于肓门穴外侧 0.5 寸取穴。

痞，痞块。根，根除，根治。

该穴主治痞块、肝脾肿大、疝痛等包块类疾病，故名曰痞根。

5. 下极俞

下极俞，出自《备急千金要方》。

《备急千金要方·三焦虚实》曰："腹疾腰痛，膀胱寒，澼饮注下，灸下极俞，随年壮。"《千金翼方》谓该穴当第十五椎下。

该穴主治腰酸腰痛、下肢酸痛、肠炎、腹痛泄泻、小腹冷痛、澼饮注下、膀胱炎、小便不利、遗尿等下焦疾患。

下，之下。极，太极。俞，背部穴孔。

该穴位于命门穴下一个腰椎的位置。命门为肾间之动气。明·孙一奎《医旨绪余·命门图说》曰："命门乃两肾中间之动气，非水非火，乃造化之枢纽，阴阳之根蒂，即先天之太极，五行由此而生，脏腑以继而成。"

该穴当先天太极之下，称其为下极俞。

6. 腰宜

腰宜，见于池澄清《针灸孔穴及其疗法便览》（人民卫生出版社，1959）。

《针灸孔穴及其疗法便览》曰："腰宜，奇穴，尾骶骨上6椎下（第16椎下）外开4横指处。针6～9分（原说横针3寸），灸3～7壮。治疗妇人血崩，亦治腰神经痛、脊柱肌痉挛。"

腰宜，在腰部，当第四腰椎棘突下，旁开3寸，俯卧取之。

腰，腰部。宜，适宜。

该穴在腰部，是治疗腰部病证适宜选用的穴位。

7. 腰眼

腰眼，别名鬼眼。

腰眼的应用，见于《肘后备急方》，早期文献中穴名作"腰目"。

《肘后备急方·治卒患腰胁痛诸方》曰："治诸腰痛……灸腰眼中，七壮。"此腰眼或指部位。

《医心方·治卒腰痛方第七》曰："灸腰目小邪，在尻上左右陷处是也。"

《医说》曰："灸劳瘵……当以癸亥夜三更……之时，解去下体衣服，于腰上两旁微陷处，针灸家谓之腰眼……每灼小艾炷七壮。"

腰，胯上胁下的部分，在身体的中部。眼，孔洞，凹陷。

该穴位于腰部，当第四腰椎棘突下旁开约3.5寸凹陷中，故名腰眼。

腰眼原指部位，即腰部两侧的凹窝。腰眼的这一说法在民间常被广泛地应用，如《红楼梦·第九十九回》就说道："薛蟠因张三不肯换酒，醉后拉着张三右手，先殴腰眼一拳。"

腰眼主治腰痛、尿频、消渴及妇科疾病等。

8. 十七椎

十七椎首见于《千金翼方》。《类经图翼》始用此穴名。

《类经图翼·奇俞类集》曰："十七椎穴。"《千金翼方》云：转胞腰痛，灸十七椎五十壮。"

该穴位于腰部，当后正中线上，第五腰椎棘突下，俯卧取之，主治腰骶痛、腰腿痛、下肢瘫痪、崩漏、痛经、月经不调、遗尿、转胞、胎位不正等。

十七，序数，第十七。椎，椎体。

该穴从第一胸椎棘突下向下数，至第五腰椎棘突下此穴时，共数了十七节脊椎。

9. 腰奇

腰奇，出自李恩堂等的"针灸验案七则"[《中医杂志》1955，4（9）：46–47]。

该穴位于骶部，当尾骨端直上 2 寸，骶角之间的凹陷中。

腰，腰骶。奇，奇穴，奇特。

该穴主治癫痫。针刺时需向上沿皮刺 2 ～ 2.5 寸。

10. 结核穴

结核穴，见于佳木斯结核防治院"'结核穴'封闭治疗肺结核200 例疗效观察"[《黑龙江医药》1960，（8）：42]。

该穴位于背部，第二、三胸椎棘突左右各旁开 0.5 寸处。即夹脊穴中的两对，左右计 4 穴。

结核，指结核病。穴，孔穴。

因该穴其主治肺结核，故名。

《常用新医疗法手册》曰："结核穴，取穴：大椎旁开 3.5 寸。"

11. 八华

八华，见于《针灸孔穴及其疗法便览》。

《针灸孔穴及其疗法便览》曰："八华，奇穴，用绳量患者两乳头相距之尺度，折成四等分截去一等分，将其余三等分作一等边三角形，剪成纸片，以此三角形纸片之一角置上两角中点，其下端两角亦是穴。如此再量2次，共成8次。灸3～7壮。治疗虚弱羸瘦、骨节疼痛、咳嗽、盗汗。"

组穴共八个穴点，称为八华。上面的六个穴点则称为六华。

穴在背部，以两乳间距离的1/4（即2寸）为边，作等边三角形。将一角顶置于大椎穴上，底边水平，下两角是穴。再将此三角角顶放在上一三角底边中点，其下两角也是穴。如此再向下重复两次，共得8穴，称为八华。上6穴称六华。

八，数词。华，华容。

该穴共有八个穴点，主治虚弱羸瘦、骨节疼痛、咳嗽、盗汗等症，因其能改变患者苍白的面容，使其恢复发病之前的容颜，故名。

12. 四花

四花，背部的四个穴位，其位置约当第七、十胸椎棘突下旁开1.5寸，即膈俞、胆俞两穴。

据王焘《外台秘要·灸骨蒸法》引《崔氏别录》曰："使患人平身正坐。稍缩膊。取一绳绕其项，向前双垂，共鸠尾齐即截断。鸠尾是心歧骨。人有无心歧骨者，可从胸前两歧骨下，量取一寸，即当鸠尾，仍一倍，翻绳向后，取中屈处，恰当喉骨，其绳两头还双垂，当脊骨向下尽绳头点着。又别取一小绳，令患人合口横度两吻便割断，还于脊上所点处，横分点如前，其小绳两头是灸处。长绳头非灸处（拭却，以前总通灸四处，日别各灸七壮以上，二七以下。其四处并须满二十壮，未觉效，可至百壮，乃停，候疮欲瘥），又取度两吻。小绳子当前双垂，绳头所点处，逐脊骨上下中分点两头，如横点法，谓之四花。谓月三日艾为佳，疗瘵百日以来，不用杂食。灸后一月许日，患者若未好瘵，便须报灸一如前法，当即永瘵。"

四花穴，也称"崔氏取四花穴"，是唐朝官员崔知悌家传灸法中用过的救急穴位。

崔知悌在洛州司马的任上，适逢地方骨蒸病流行，遂带着侍从到疫区治疗，一个月内就救活了 13 人，前后累计治愈 200 多人。

后来，崔知悌官至度支郎中、户部员外郎，唐高宗时升殿中少监，后任中书侍郎，唐咸亨中为尚书右丞。他有感于百姓的疾苦，根据家传的方法，又整理出各种不同的选穴法，撰写《骨蒸病灸方》一书，将四花穴公之于世。

四，数词，四个。花，灸花。

崔知悌的骨蒸病灸法，是在背部选取的四个位置，用化脓灸的办法施灸，最终在背上留下四个灸花，故而这四个治疗点就叫作四花穴，也有人叫作崔氏四花。

13. 肘椎

肘椎，出自《肘后备急方》。

《肘后备急方·治卒霍乱诸急方》曰："华佗治霍乱已死上屋唤魂，又以诸治皆至而犹不瘥者，捧病人腹卧之，伸臂对以绳度两头，肘尖头依绳下夹背脊，大骨穴中去脊各 1 寸，灸之百壮。不治者可灸肘椎，已试数百人，皆灸毕即起坐。"

肘，上臂与前臂相接处向外凸起的部分。椎，脊椎。

该穴在腰部。取穴时，患者俯卧，垂肘贴身，以两肘尖连线与后正中线交点旁开左右各 1 寸处是穴。主治霍乱吐泻、心腹痛胀等。

14. 骑竹马

竹马是一种古老的儿童玩具，即以一根竹竿子"骑"在两胯之间，一手握住竿头，竿尾则曳于地，奔走如骑马之状，谓之骑竹马。

唐·李白在《长干行》中写道："郎骑竹马来，绕床弄青梅。"后以青梅竹马形容小儿女天真无邪、亲昵嬉戏之状。

南朝·宋·刘义庆《世说新语·品藻》曰："桓公语诸人曰：'少时与渊源共骑竹马'。"唐·白居易《喜入新年自咏》曰："大历年中骑竹马，几人得见会昌春。"前蜀·韦庄《途次逢李氏兄弟感旧》曰："晓傍柳阴骑竹马，夜隈灯影弄先生。"唐·杜甫《清明》诗之一："绣羽衔花他自得，红颜骑竹我无缘。"清·王夫之《石崖先生传略》曰："与两从兄，自斗草骑竹，以至就外傅，皆未尝一语失敬爱之度。"

东汉初，扶风茂陵（今陕西兴平东北）有个人叫郭伋，字细侯。东汉建武十一年任并州太守，他勤政爱民，官声颇佳。有一次，他到西河美稷，有数百儿童骑竹马来迎，并问他何时返回再经过此地，到时还要为他送行。于是便有了竹马交迎的成语，用来称颂地方官的贤德，如"群童竹马交迎日，二老兰舆初见时"（唐·许浑《送人之任邛州》）；"诗叟未相识，竹马争见君"（唐·孟郊《寄州李大夫》）；"竹马迎细侯，大钱送刘宠"（宋·苏轼《次前韵再送周正孺》）。

穴名骑竹马，出自宋·闻人耆年《备急灸法·骑竹马灸法》。

之所以叫作骑竹马穴，是因为其取穴方法。医者在背部取穴时，先以绳子量取患者肘横纹至中指尖的长度，量好后，令患者跨上竹竿，腰背挺直正坐如骑马状。并另嘱两人抬竿，两人扶持以防止患者滑落，待患者足尖离地寸许时，便以量过的绳长的一端贴于尾骨尖，绳子沿脊直上，绳长的另一端，即尽处标点，再以此点向两侧各开一个同身寸的位置，便是骑竹马穴。此穴约当第十胸椎两侧旁开 1 寸处。

该穴主治发背脑疽、肠痈、牙痛、风瘴肿瘤、恶核瘰疬、四肢下部痈疽疔疮等。艾炷灸 3 ～ 7 壮。

15. 肾脊

肾脊，见于《新医疗法汇编》，位于第二腰椎棘突下旁开 0.3 寸处。

《新医疗法汇编》曰："肾脊穴位：命门穴旁开 0.2 ～ 0.4 寸。针法：直刺 1.5 寸。主治：下肢瘫痪。"

肾，肾脏，肾俞。脊，脊椎。

该穴主治下肢瘫痪、腰痛等。因其与肾俞在同一水平面，又当夹脊的位置，故名。

16. 肠风

肠风下血，病名。见《太平圣惠方·卷六十》。肠风指大肠久积风冷所致的便血，亦指因风邪而便纯血鲜红的病证，还指以湿热为主因的下血。其临床所见多为实证，常用凉血泄热、息风宁血法治疗。

奇穴肠风的应用，见于《医学入门》。

《医学入门·针灸》曰："灸肠风诸痔，十四椎下各开一寸，年深者最效。"

《中国针灸学》名其为肠风穴，该穴位于第二腰椎棘突下旁开 1 寸处。因其主治肠风、诸痔等，故名。

四、上肢

1. 肘尖

肘尖，部位名，为尺骨鹰嘴突起的尖端。

《备急千金要方·肠痈》中有关于该穴治疗肠痈的记载："肠痈，屈两肘，正灸肘头锐骨各百壮，则下脓血，即瘥。"又《备急灸法·霍乱》曰："葛仙翁治霍乱已死……急灸两肘尖各十四炷，如绿豆大。"

《奇效良方·针灸门》作奇穴名称，曰："肘尖两穴，在手肘骨上是穴，屈肘得之。治瘰疬，可灸七壮。"

肘，肘部。尖，尖端。

该穴治疗瘰疬、肠痈等疾患，因其位于肘尖部，故名。

2. 二白

二白，出自元·王国瑞的《扁鹊神应针灸玉龙经》。

《扁鹊神应针灸玉龙经·一百二十六穴玉龙歌》曰："痔漏之疾亦可针，里急后重最难禁，或痒或痛或下血，二白穴从掌后寻。二白，在掌后横纹上四寸，两穴对并，一穴在筋中间，一穴在大筋外。"

二白在前臂内缘，桡侧腕屈肌腱的两侧，一臂两穴，左右两臂共 4 穴。

二，数词，两。白，白色。

因该穴为双穴，主治痔疮、脱肛等肛肠疾病，肠腑在脏腑五行中，属于白色，与肺互为表里，故名。

崔颢《黄鹤楼》诗作之后，李白和上一首《凤凰台》，诗中有"二水中分白鹭洲"的句子。该穴一名两点，由桡侧腕屈肌腱分隔，取二白之名，或许也是受李白这一诗句的启发。

3. 中泉

中泉，出自《奇效良方》（董宿辑录，方贤续补）。

《奇效良方·针灸门》曰："中泉二穴，在手背腕中，在阳溪、阳池中间陷中是穴，可灸二七壮，治心痛及腹中诸气痛不可忍者。"

中，中间。泉，水泉。

该穴在腕背横纹中，当指总伸肌腱桡侧凹陷处，约当腕背横纹的中点。其桡侧有阳溪，尺侧有阳池。该穴居于溪、池中间，同样取水名，以中泉命之。主治心痛、咳喘、胸胁脘腹胀痛、手掌热痛等。

4. 中魁

中魁，出自《扁鹊神应针灸玉龙经》。其早期应用，见于《千金翼方》。

《千金翼方·卷二十六》曰："牙齿痛，灸两手中指背第一节前有陷处七壮，下火立愈。"

《扁鹊神应针灸玉龙经·一百二十穴玉龙歌》曰："翻呕不禁兼吐食，中魁奇穴试试看……中魁，在中指第二节尖。"

中魁，曾是阳溪的别名，《针灸甲乙经》有所记载。《扁鹊神应针灸玉龙经》所指中魁，则另指他穴，为经穴外的奇穴。

中，指中指。魁，常解释为第一位的，但它又有小丘之义，如《国语·周语》曰："夫周，高山、广川、大薮也，故能生是良材，而幽王荡以为魁陵、粪土、沟渎。

该穴位于中指第二节指尖，屈指时穴处犹如突起的小丘。主治呕吐、噎膈、鼻衄、牙痛等。艾炷灸 3～7 壮。

5. 大骨空、小骨空

大骨空的应用方法见于宋·闻人耆年《备急灸法》。

《备急灸法·鼻衄》曰："衄多不止者，握手屈大指，灸骨端上三炷，炷如粟米大。男女同法，右衄灸左，左衄灸右。"

大骨空与小骨空之名，见于《扁鹊神应针灸玉龙经》。

《扁鹊神应针灸玉龙经·一百二十穴玉龙歌》曰："风眩烂眼可怜人，泪出汪汪实苦辛。大小骨空真妙穴，灸之七壮病除根。大骨空，在手大拇指第二节尖上，灸七壮。小骨空，在手小指第二节尖上，灸七壮。"

大，指大拇指。小，指小拇指。骨空，人体部位名，指两骨间的空隙部位。

两穴分别在大拇指背侧指间关节的中点处与小指背侧指间关节的中点处，故名大骨空与小骨空。

大小骨空主治目痛、鼻衄、耳鸣、喉痛等。

6. 腰痛点

腰痛点，在手背侧，当第二、三掌骨及第四、五掌骨之间，腕横纹与掌指关节中点处。该穴具有舒筋通络、化瘀止痛的作用，主治急性腰扭伤。

该穴最早见于明·龚云林的《小儿推拿方脉活婴秘旨全书》。

《小儿推拿方脉活婴秘旨全书·掌背侧穴位》曰："精灵穴，在四指五指夹界下半寸，治痰壅、气促、气攻……威灵穴，在虎口下两傍歧，有圆骨处，遇卒死症，摇掐即醒，有声则生，无声则死。"

原名精灵、威灵的两穴，《常用新医疗法手册》称其为腰痛点。

腰，腰部。痛，疼痛。点，穴点。

该穴是治疗腰部疼痛的有效穴位，故名。

7. 外劳宫

外劳宫，见于明·龚云林《小儿推拿方脉活婴秘旨全书》。

《小儿推拿方脉活婴秘旨全书·掌背侧穴位》曰："外劳宫，在指下，正对掌心，是穴，治粪白不变，五谷不消，肚腹泄泻。"

外，外侧。劳宫，劳宫穴。

该穴位于手背部，当第二、三掌骨之间，与劳宫穴相对应，故称外劳宫。又因其能够治疗落枕、项强之疾，而被近人称为落枕穴或项强穴。

8. 八邪

八邪的位置，最早见于《素问》。

《素问·刺疟》曰："诸疟而脉不见，刺十指间出血，血去必已。"

该穴在手背侧，微握拳，第一至五指间，指蹼缘后方赤白肉际处，左右共八穴。

八邪的名称与其各别的应用，见于明·方贤的《奇效良方》。

《奇效良方·针灸门》言八邪云："八邪八穴，在手五指歧骨间，左右手各四穴。其一，大都二穴，在手大指次指虎口赤白肉际，握拳取之，可灸七壮，针入一分，治头风、牙痛。其二，上都二穴，在手食指中指本节歧骨间，握拳取之，治手臂红肿，针入一分，可灸五壮。其三，中都二穴，在手中指无名指本节歧骨间，又名液门也，治手臂红肿，针入一分，可灸五壮。其四，下都二穴，在手无名指小指本节歧骨间，一名中渚也，中渚之穴，本在液门下五分，治手背红肿，针入一分，可灸五壮。两手共八穴，故名八邪。"每手四个穴位，从桡侧向尺侧依次称为大都、上都、中都、下都。四穴都在赤白肉际处，中都液门有误，下都当为液门。

八，数词，八个。邪，病邪，古时"邪"亦通"斜"。

因针刺这八个穴点，一般采用斜刺的针法，故名。该穴主治手指关节麻木、疼痛、项强、咽痛、牙痛、毒蛇咬伤等。

八邪另有一别名，曰八关，针刺八关出血的方法叫作八关大刺。金·刘完素《素问病机气宜保命集》曾云："大烦热，昼夜不息，刺十指间出血，谓之八关大刺。目疾睛痛欲出，亦大刺八关。"

9. 四缝

四缝，见于《奇效良方》。

《奇效良方·针灸门》曰："四缝四穴，在手四指内中节。是穴用三棱针出血，治小儿猢狲劳等证。"

四，数词，此指四指。缝，裂缝，缝隙。

取穴时，仰掌伸指，于食、中、环、小四指掌面近侧指骨关节横纹中点取穴。因此穴单侧有四个穴点，且位于指关节的横纹中，说明其下有骨节之间的缝隙，故名。主治小儿疳积、小儿消化不良、百日咳等。

10. 十宣

穴位的应用，见于《备急千金要方》。

《备急千金要方·风癫》曰："邪病大唤，骂詈走，灸手十指端，去爪甲一分，一名鬼城。"

穴名十宣，见于《奇效良方》。

《奇效良方·针灸门》曰："十宣十穴，在手十指头上，去爪甲角一分，每一指各一穴，两手指共十穴，故名十宣。治乳蛾，用三棱针出血，则大效矣。"

十，数词，十个。宣，宣散，宣发，宣泄。

该穴位于十指端，具有宣散热邪、平肝息风的作用。

11. 虎口

虎口穴的应用，见于《备急千金要方》。

《备急千金要方·心腹痛》曰："心痛灸臂腕横纹三七壮，又灸两虎口白肉际七壮。"此处虎口，为部位名，指大指、次指歧骨间。穴位名称为虎口白肉际，以体表标志代名，后改称为虎口穴。

穴名虎口，见于《中国针灸学》。

《中国针灸学》曰："虎口，拇指与食指之间，合谷穴之前，中央白肉际，灸五壮，主治头痛、眩晕。"

虎，老虎。口，嘴巴。

穴当手背拇、食指之间，合谷穴前指蹼的赤白肉际处。由于拇指、食指伸张，其形态犹如虎口。

虎，八卦中的寅木，寅木者，风也。口，出入之所也。该穴有疏风的作用，为八邪之一。

12. 肩前（肩内陵）

肩前，见于《中医临床新编》（广东省中医院，广东人民出版社，1972）。有称肩前即肩内陵穴。

《中医临床新编》曰："肩前，取穴法：垂臂，腋前皱襞头上1.5寸。针法：垂臂直刺（或向肩关节刺）1.5寸。主治：肩臂痛，上肢关节痛，麻痹，偏瘫。"

肩内陵，为上海针灸名家杨永璇之经验穴，出自"新编经穴歌诀"[《上海中医药杂志》1956，（4）：36–39] 一文。

《针灸经外奇穴图谱》曰："肩内陵，位于肩部腋前皱襞之上方，肩锁关节内侧凹陷，与腋前皱襞连线之中点。"

肩，肩部。前，前方。内，里面。陵，丘陵，突起。

穴在肩部，当腋前皱襞顶端与肩髃穴连线的中点，正坐垂臂取之。因其在肩头的前方，故名肩前。

又因其在肩关节内侧喙突处，喙突的突起在肌肤之内，肉眼不易看出，需通过手指循按触及，故名曰肩内陵。

13. 抬肩、举臂

抬肩、举臂，见于《常用新医疗法手册》，位于肩部前方。

《常用新医疗法手册》曰："抬肩，取法：肩峰前下 1.5 寸。举臂，取法：抬肩穴下 2 寸。"

抬，上抬。肩，肩部，肩关节。举，上举。臂，臂膀。

该穴主治上肢运动功能障碍，能促使肩臂抬举以利于恢复。

14. 大泉

大泉，见于池澄请《针灸孔穴及其疗法便览》（人民卫生出版社，1959），主治肩臂痛、胸胁痛等。

《针灸孔穴及其疗法便览》曰："大泉，奇穴，腋前胸臂之交处。针 5～8 分（原说针 3 寸）。治疗痧症，亦治肩臂痛、胸胁痛。"

大，与小对。泉，水泉。

该穴当腋前皱襞尽头处。其穴近临犹如既大又深的极泉腋窝，故名曰大泉。

15. 臑上

臑上，见于《常用新医疗法手册》，主治偏瘫、臂痛。

《常用新医疗法手册》曰："臑上，取法：三角肌中央。"

臑，指上臂，亦指臂臑穴。上，与下对。

该穴位于肩部，三角肌正中点。因该穴当上臂外侧，臂臑穴之上，故名。

16. 肱中

肱中，见于《常用新医疗法手册》，主治上肢瘫痪、抬肩困难、手腕下垂等。

《常用新医疗法手册》曰："肱中，取法：天泉穴下 2.5 寸。"

肱，指肱骨，亦指上臂。中，中线，中间。

该穴位于上臂屈侧正中线，腋前皱襞下 4.5 寸处。因其穴位在上臂内侧中线，又当臂内侧肌肉之中点处，故名。

17. 鹰上

鹰上，见于《常用新医疗法手册》，主治小儿麻痹症。

《常用新医疗法手册》曰："鹰上，取法：鹰嘴上四寸。"

鹰，尺骨鹰嘴。上，上方。

该穴位于上臂伸侧中线，尺骨鹰嘴直上 4 寸处，故名。

18. 手逆注

手逆注，出自《备急千金要方》。

《备急千金要方·风癫》曰："狂癫哭泣，灸手逆注三十壮，穴在左右手腕后六寸。"

在前臂屈侧，掌长肌腱与桡侧腕屈肌腱之间，当腕横纹与肘横纹连线的中点，伸臂仰掌取之，即现在所说的臂中穴（《新医疗法手册》始用本穴名）。

手，手臂。逆，逆乱。注，流注。

该穴用治手臂部经气逆乱，不循常道，而导致的前臂疼痛、上肢麻痹或痉挛等候。

19. 夺命

夺命，出自《针灸聚英》。

《针灸聚英·晕针》曰："晕针者，夺命穴救之，男左女右取之。不回，却再取右，女亦然。此穴正在手膊上侧筋骨陷中虾蟆儿上，自肩至肘，正在当中。"

《医学纲目》称，该穴"在曲泽上一尺"，"直两乳头，以篾量过，当两臑脉络上……俗呼为虾蟆穴也"。

该穴在上臂外侧，当肩峰与肘横纹桡侧端连线中点，正坐垂臂取之。

夺，抢夺，挽救。命，性命。

本穴古人常用以抢救晕厥者，含夺回生命之意，故名。

20. 肘尖

肘尖，出于《奇效良方》，又名大肘尖，主治瘰疬、疔疮、痈肿等。

《奇效良方·针灸门》曰："肘尖二穴，在手肘骨尖上，是穴屈肘得之。治瘰，可灸七壮。"

肘，手肘。尖，指骨突。

该穴在肘后部，屈肘，当尺骨鹰嘴的尖端。该位置的突起大于肱骨内、外上髁，故又称大肘尖。

21. 小肘尖

小肘尖，见于清·祁坤《外科大成》。

《外科大成·针砭灸烙烘照蒸拔等法》曰："肘尖穴治瘰疬，三次除根。（取穴：令患者端坐，叉手平胸，肘后突出尖骨是。灼艾人须立于患人后，因穴在后面内侧小尖骨尖，以指按之，患处酸麻方是真穴。此乃大肘尖之旁小肘尖，仰手与小指对直者是也。按此骨尖小指即麻为验）。"

该穴除治疗颈淋巴结核外，还可治疗臂肘神经痛、偏瘫、神经衰弱等。

小，与大对。肘尖，肘部的骨突。

该穴在肘部，曲池穴外，肱骨外上髁之高点处。此处骨突较尺骨鹰嘴小，尺骨鹰嘴的尖端叫大肘尖，故此处较小的叫作小肘尖。

《针灸经外奇穴治疗诀》称该穴为斗肘。

22. 泽前

泽前，出自《中国针灸学》，主治甲状腺肿大、上肢麻痹、前臂痉挛等。

《中国针灸学》曰："泽前，在尺泽前下一寸，直对中指处。"

泽，指尺泽穴。前，前方。

该穴位于尺泽下1寸，直对中指处。因其在尺泽穴的前方，故名。

23. 五虎

五虎，见于《奇效良方》，现通用定位方法多从《类经图翼》。

《类经图翼》曰："手食指无名指背间，本节前骨尖上各一穴。"

该穴左右共四个穴点，每只手上两穴。握拳，方能取准穴位。穴当手背第二、四掌骨小头高点处。

五，数词，指五指、五行。虎，老虎。

该穴被称为五虎，可能有以下几方面的原因。

两手的伸手握拳动作，主要靠指掌关节的运动来完成。五指拘挛，指掌关节难以活动。该穴有治疗五指拘挛的功效，指掌关节舒缓，则五指活动，有如五虎生威。

该穴有一个穴点位于手背食指的指掌关节部位，手太阴肺经"其支者，从腕后直出次指内廉出其端"；手阳明大肠经从"次指之端，循指上廉，出合谷两骨之间"。行经食指的经脉有肺经和大肠经这一对表里经脉，肺经和大肠经的五行属性为金，其五行方位为西方，西方为白虎之象。

第一、二指掌关节间的指蹼，被称作虎口，指掌的关节位也可以用虎命名。

24. 拳尖

拳尖的应用，见于《备急千金要方》。

《备急千金要方·目病》曰："风翳患右目，灸右手中指本节头骨上五壮，如小麦大。左手亦如之。"

穴名拳尖，见于《太平圣惠方》。

《太平圣惠方·具列四十五人形》曰："小儿风毒热盛，眼睛疼，灸手中指本节头三壮，名拳尖也。"

该穴主治目赤肿痛、目翳、急性结膜炎、角膜炎、牙痛、咽喉痛、白癜风、赘疣。

拳，拳头。尖，尖端，骨头的突起。

该穴在手背，当中指本节（第三掌指关节）骨尖上，为整个拳头中前位的尖端。握拳，掌心向下取穴。

25. 鬼哭

"中恶振噤鬼魅病，急灸鬼哭神可定，两手大指相并缚，穴在四处之骑缝。"

这首歌诀，载于清·吴谦的《医宗金鉴·刺灸心法要诀》之中。文中所说的鬼哭穴主要用来灸治鬼魅孤惑、恍惚振噤等证。

该穴最早见于孙思邈《千金翼方·小肠病》，"治卒中邪魅恍惚振噤法"，予"鼻下人中及两手足大指爪甲，令艾炷半在爪上，半在肉上，七壮不止，十四壮，炷如雀矢大作之"；治"野狐魅"予"合手大指，急缚大指，灸合间二七壮，当狐鸣而愈"。

鬼哭穴又名鬼眼穴，最早见于《神应经》。

《神应经·心邪癫狂部》曰："狐魅神邪迷附癫狂：以两手、两足大拇指（趾），用绳缚定，艾炷着四处，尽灸一处。灸不到，其疾不愈，灸三壮（即鬼眼穴）。小儿胎痫、奶痫、惊痫亦依此法灸一壮，炷如小麦大。"

其定位在大拇指背侧，拇指桡侧爪甲角处为一穴，直对桡侧甲角处之皮部为一穴，两手共计四穴。

鬼哭穴名，见明·高武《针灸聚英》。

《针灸聚英·秦承祖灸鬼法》曰："鬼哭穴，以两手大指相并缚，用艾炷骑缝灸之，令两甲角后肉四处着火，一处不着则不效。"

古人通常将癫狂、梦魇、痫证等神志病俗称为鬼魅作怪，该穴有治疗这些病证的效果。夸张地说，即针刺这个穴位，鬼魅都会哭着跑掉。

26. 指根

指根穴，别名下四缝、四横纹。指根穴的位置，见于清·过铸《治疗汇要》。

《治疗汇要·卷下》曰："凡手指生疔，无论何指，刺第三节近掌处指根。初起刺之，不独疔可消散，且可免毒窜旁指。"

《中国针灸学》将其列为奇穴。

指，手指。根，根底部。

该穴位于第二、三、四、五指指掌横纹之中点处，当手指的根部，故名。

五、下肢

1. 髋骨

髋骨，解剖学名称，为人体腰部的骨骼，左右两块。幼年时，髋骨分为髂骨、坐骨、耻骨以及软骨连接。成年后，它们之间的软骨会骨化，成为一个整体，即髋骨。左髋骨、右髋骨、骶骨、尾骨以及它们之间的骨连接共同构成骨盆。髋骨与股骨构成髋关节。

奇穴髋骨，位于大腿前面下部，当梁丘穴两旁各 1.5 寸处。髋骨这一部位的说法，出自明·张介宾《类经图翼》。

髋骨处于膝髌之上的这个穴位，其穴位名称显然与解剖学上的髋骨不相符合。

髋骨一穴，首见于元·窦汉卿《通玄指要赋》曰："髋骨将腿痛以祛残。"

《通玄指要赋》首载于元·罗天益的《卫生宝鉴》。罗天益原注曰："髋骨，膀胱经，在腿砚骨上。"意指该穴当股骨大转子的位置，这也是胆经与膀胱经相交的部位。

《通玄指要赋》杨继洲亦注曰："髋骨在髀枢中。"

那么，髋骨这一穴名，到底意味着什么？

髋，从字面上看，《说文解字》曰："髋，髀上也。从骨，宽声。字亦作髋。"《广雅》曰："髋，尻也。"《汉书·贾谊传》曰："至于髋髀之所。"皆指臀部。

因此，髋骨穴的定位，还有待于进一步考证，以便于明确认定。

2. 鹤顶

鹤顶，《外科大成》原名膝顶，《针灸集成》称其为鹤顶。

《针灸集成·足部》曰；"鹤顶，在膝盖骨尖上，主两足瘫痪无力。灸七壮。"

鹤，白鹤，仙鹤。顶，指头顶。

该穴之所以叫作鹤顶，一方面是考虑到它所处位置的形态。该穴在膝上部，髌底中点上方的凹陷处。因为髌骨下方，髌韧带两侧有两个凹陷，有如鹤之两眼，而其上的髌骨则如仙鹤之头顶。另一方面，该穴治疗膝关节部位的疾患，包括膝关节炎、下肢瘫痪、鹤膝风等。

3. 百虫窠

百虫窠，见于《针灸大成》，别名血郄（《针灸集成》）。

《针灸大成·经外奇穴（杨氏）》曰："百虫窠……在膝内廉上三寸。"当血海直上 1 寸处。

百，数词，多的意思。虫，小虫，虫子。窝窠，巢穴。

该穴主治皮肤瘙痒诸症，如荨麻疹、风湿痒疹、阴囊湿疹、下部生疮、产后风等。这类疾病大多由于血虚生风而致，会产生不同程度的瘙痒，患者受此影响，感觉到病患之处犹如百虫挠心，故而穴名曰百虫窝或百虫窠。

《针灸集成·足部》曰："血郄，即百虫窠，在膝内廉上膝三寸陷中，主肾脏风疮。"因瘙痒诸症多由血虚生风而起，故治疗痒疹的该穴，亦叫作血郄。

4. 内膝眼、膝眼

膝眼，见于《备急千金要方》，别名膝目（《外台秘要》）。

《备急千金要方·论风毒状》曰："膝眼穴，在膝头骨下，两旁陷者宛宛中是。"

《外台秘要·灸脚气穴名》曰："膝目二穴，在膝盖下两边宛宛中是。"

《医心方·孔穴主治法第一》曰："膝目四穴，华佗云在膝盖下两边宛宛中，主膝弱痠疼冷，胫痛矣。"《小品方·灸法要穴》云："膝目四穴，膝内外目，一膝有二穴，各在犊鼻两旁陷者中，如猴狲眼者是也。"

取穴时屈膝，在髌韧带两侧凹陷处，名为膝眼，左右共四穴。其中，内侧的称内膝眼。

膝，部位名，指下肢中部，大腿和小腿相连的关节前部，股骨与胫骨、腓骨、髌骨相关的部位。眼，此指洞穴。

穴当膝盖下，髌韧带两侧的两个洞眼之中，故名。其中外侧的是足阳明胃经的犊鼻穴。膝眼主治膝关节疼痛。

5. 胆囊

胆囊穴，出自"中医中药治疗急性胆道疾病34例分析报告"[上海第一医学院附属中山医院《中华外科杂志》1959，（8）：743]一文。

胆囊，指脏器胆。穴，孔穴。

该穴位于胆经，当阳陵泉穴直下1～2寸，压痛最为明显处是穴。因其主治急、慢性胆囊炎、胆石症、胆道蛔虫症等胆囊、胆道疾病而得名。

6. 阑尾

阑尾穴，国内见于《新中医药》[1957，（2）：44]。

周碧霞、叶明柱等在"阑尾穴的发现、应该及启示"[《中国针灸》2018，38（7）：735-739]一文中讲到针灸治疗阑尾炎的阑尾穴最早是德国医学博士尼尔·克拉克氏发现的，在他发表的文章"阑尾炎之针治"[《德国针灸杂志》1956，5（3-4）：32-36]中谈到，穴当足三里穴下2英寸稍前之处。

阑尾，指脏器阑尾。穴，孔穴。

该穴位于胃经，当足三里穴直下1～2寸，压痛最为明显处是穴。因其主治急、慢性阑尾炎而得名。

7. 内踝尖、外踝尖

内踝、外踝，解剖部位名。

内、外踝尖，穴当内踝、外踝的尖端，别名踝尖。

《备急灸法·霍乱》曰："孙真人治霍乱转筋，及卒然无故转筋欲死者，灸足两踝尖各三柱，柱如绿豆大。转筋在股内，灸两内踝尖；转筋在股外，灸两外踝尖。"

8. 八风

八风，原名八冲。八冲，泛指要冲之地。晋·孙楚《为石仲容与孙皓书》曰："雍益二州，顺流而东。青徐战士，列江而西：荆、扬、兖、豫，争驱八冲。征东甲卒，虎步秣陵。"

穴名八冲，出自《备急千金要方》。

《备急千金要方·论风毒状》曰："凡脚气，初得脚弱便速灸之……其足十趾去趾奇一分，两足凡八穴，曹氏名曰八冲。"

八，指八个穴点。冲，即冲要之处。

该穴位于足背五趾缝间冲要之处，当趾蹼缘上赤白肉际处。魏晋时曹翕的《曹氏灸经》名其为八冲。

八风之名，见于《奇效良方》。

《奇效良方·针灸门》曰："八风八穴，在足五指歧骨间。两足共八穴，故名八风。治脚背红肿，针入一分，可灸五壮。"而《针灸集成》又名其为"阴独八穴"。

然而，在临床上，针灸医师多习惯于用八风这个名字，是因为该穴主治头痛、牙痛、毒蛇咬伤、脚背红肿、足趾麻木等症，有祛风通络、清热解毒的作用。

9. 独阴

独阴穴的应用，原载于《太平圣惠方》。

《太平圣惠方》曰："张文仲灸法，卒心痛不可忍，吐冷酸绿水及元脏气，灸足大指次指内横纹中各一壮。炷如小麦大，下火立愈。"

穴名独阴，出自《奇效良方》。

《奇效良方·针灸门》曰："独阴二穴，在足第二趾下横纹中。是穴治小肠疝气……可灸五壮。"穴当足掌侧第二趾趾骨关节横纹中点处。

独，只有。阴，与阳对。

古人谓一切事物必须阴阳相济，独阴无阳则事物不成或发生弊病。《榖梁传·庄公三年》曰："独阴不生，独阳不生，独天不生，三合然后生。"宋·苏轼《苏氏易传·大有》曰："夫两刚不能相用，而独阴不可以用阳，故必居至寡之地，以阴射阳，而后众予之。"

吴谦《医宗金鉴·干姜附子汤方》曰："表里无阳，内外俱阴，惟有昼日烦躁不得眠，一假阳证，则是独阴自治于阴分，孤阳自扰于阳分，非相胜乃相离也。"

穴名独阴，有双重含义：从部位上说，手为阳，足为阴，而足底又为阴中之阴。该穴又隐藏于趾骨关节横纹的中点处，为阴中之至阴。从治疗上说，该穴主治女子呕吐、哕、吐血、难产、死胎、胎衣不下、经血不调等阴病之疾。

10. 气端

气端，出自《备急千金要方》。

《备急千金要方·论风毒状》曰："其足十指端，名曰气端，日久三壮。"该穴位于足十趾尖端，距趾甲游离缘0.1寸，左右共十穴。

气，经脉之气。端，趾端。

古人把经气运行过程用自然界的水流由小到大、由浅入深的变化来形容，把五输穴按井、荥、输、经、合的顺序，从四肢末端向肘膝方向依次排列。《灵枢·九针十二原》的"所出为井"，是说位于四肢末端的井穴为经气之所出。因此，位于足十趾尖端的这个奇穴，也就仿照井穴的意义，取名为气端。

11. 环中

环中，见于《中国针灸学》（人民卫生出版社，1955），主治坐骨神经痛、腰腿痛。

《中国针灸学》曰："环中，环跳与腰俞之中间。针一寸五分，灸十五壮。主治坐骨神经痛。"

环，指髀枢，亦指环跳穴。中，中点。

臀部的髂骨与骶尾骨的联结，犹如一个环，此穴位于环中，当环跳穴与腰俞穴的中点，故名。

12. 臀中

臀中，是上海针灸名家黄羡明的经验效穴，出自"新编经穴歌诀"[《上海中医药杂志》1956，（4）：36-39]一文。

臀中主治坐骨神经痛、下肢瘫痪等。

臀，臀部。中，中点。

该穴位于臀部，以股骨大转子和坐骨结节间连线为底边，向上作一等边三角形，其顶点是穴。因该穴的位置相当于臀部的中点，故名。

13. 新建

新建，出自针灸名家朱琏的《新针灸学》。

《新针灸学》曰："新建，在股骨大粗隆与髂前上棘之间，阔筋膜张肌中。"

该穴位于髋部，在股骨大粗隆与髂前上棘连线的中点，阔筋膜张肌中。主治股关节炎、坐骨神经痛、股外侧皮神经炎。

新，新的。建，建立。

该穴为《新针灸学》中少有的新穴，即新近建立的新穴，命名方式犹如新设（新识）。

14. 坐骨

坐骨，见于《常用新医疗法手册》。

《常用新医疗法手册》曰："坐骨，取穴：大转子与尾骨尖连线中点下 1 寸。"

坐骨，解剖部位名，髋骨后下部。

该穴位于臀部，当大转子与尾骨尖连线的中点下 1 寸处。主治坐骨神经痛。其穴位深部靠近坐骨神经，故名。

15. 髂后上棘

髂后上棘，见于《新医疗法汇编》，主治下肢瘫痪。

《新医疗法汇编》曰："髂后上棘穴，取穴：髂后上棘。针法：直刺 1 ～ 1.5 寸。主治：对瘫痪所致抬腿困难有效。"

髂后上棘，解剖部位名。

该穴位于骶部，髂后上棘的高点处。

16. 迈步

迈步，见于《常用新医疗法手册》，位于髀关穴直下 2.5 寸处。

《常用新医疗法手册》曰："迈步，取穴：髀关穴下 2.5 寸。"

迈步，举脚向前走，跨出步子。

该穴主治下肢瘫痪，能使患者迈步行走，故名迈步。

17. 头风

头风的应用，见于明·陈会《神应经》。

《神应经·头面部》述其位置曰："头风眩晕……垂手着两腿，

灸虎口内。"《经外奇穴图谱》将其列作奇穴头风。

该穴位于大腿外侧，直立垂手贴股，当拇、食指之间指蹼缘中点下际是穴。

由于此下肢穴能够治疗头目晕眩之风病，故特立头风名称，以作提示。

18. 肾系

肾系，出自《备急千金要方》。

《备急千金要方·消渴》曰："消渴，小便数……阴市二处，在膝上，当伏兔上行三寸，临膝取之，或三二列灸，相去一寸，名曰肾系者。"

肾，五脏之一，肾。系，联系，维系，系统。

该穴与肾有一定的联系，主治消渴、小便频数等肾系病证，故名。

19. 健膝（膝上）

健膝，见于《常用新医疗法手册》，位于大腿伸侧正中线，髌骨上缘正中上 4 寸处。

《常用新医疗法手册》曰："健膝，取穴：屈膝，髌骨上 3 寸。"

健，强健。膝，膝部，膝关节。

该穴能改善膝胫疼痛、下肢麻痹等症状，使膝部关节强健，故名。

20. 四强

四强，见于《常用新医疗法手册》，穴在大腿前侧正中线上，当髌骨上缘中点直上 4.5 寸。

《常用新医疗法手册》曰："四强，取穴：髌骨上缘中点直上 4.5 寸。"

四，指股四头肌。强，增强，强健。

该穴主治小儿麻痹后遗症、下肢瘫痪、膝关节炎、痿痹等，具有使股四头肌肌力增强的作用。

21. 委上

委上，见于《常用新医疗法手册》，主治小儿麻痹后遗症、腿痛等。

《常用新医疗法手册》曰："委上，取穴：委中穴上 2 寸。"

委，弯曲，亦指委中。上，上面。

该穴当腘窝横纹中点上 2 寸处。腘窝横纹中点是委中穴，故此处名曰委上。

22. 关仪

关仪，出自《备急千金要方》。

《备急千金要方·赤白带下崩中漏下》曰："女人阴中痛引心下及小腹绞痛，腹中五寒，灸关仪百壮，穴在膝外边上一寸宛宛中是。"

关，关系，相关。仪，仪表，仪容。

阴中痛引心下及小腹绞痛等症，皆使妇人花容失色，灸刺该穴，可镇痛止惊，重整仪容。

23. 膝下

膝下，见于《备急千金要方》。

《备急千金要方·筋极》曰："转筋，胫骨痛不可忍，灸屈膝下廉横筋上三壮。"主治转筋、胫骨痛等。

膝，膝部。下，下面，下缘。

该穴位于膝部，当髌骨下缘韧带处。

24. 陵后

陵后，见于《针灸孔穴及其疗法便览》，主治腓神经麻痹、足下垂、足内翻等。

《针灸孔穴及其疗法便览》曰："陵后，奇穴，阳陵泉穴后。针五分，治疗筋动足痹，亦治腓神经痛、膝关节炎。"

陵，丘陵，此指腓骨小头，亦指阳陵泉穴。后，后方。

该穴位于小腿外侧上部，当腓骨小头后缘下方凹陷处，正当阳陵泉穴的后方。

25. 落地

落地，见于《常用新医疗法手册》，位于小腿屈侧正中线，腘窝横纹中点直下9.5寸处。

落，向下落。地，地面。

《常用新医疗法手册》曰："落地，取穴：腘窝横纹中央直下9.5寸，当小腿中、下1/3交界处。"

该穴主治小儿麻痹后遗症，可使难以下落的足底放平落地，故名。

26. 纠外翻、纠内翻

纠内翻、纠外翻，见于《常用新医疗法手册》。两穴分别位于承山穴外一寸、内一寸。

《常用新医疗法手册》曰："纠外翻，取穴：承山穴内 1 寸……纠内翻，取穴：承山穴外 1 寸。"

纠，纠正。翻，翻转。

该穴有纠正因小儿麻痹症、脑瘫等所致的足内翻、足外翻畸形，故名纠内翻、纠外翻。

27. 脑清

脑清，见于《常用新医疗法手册》。

《常用新医疗法手册》曰："取穴：解溪穴上两横指，胫骨外缘。"

脑，头脑。清，清醒，清晰。

该穴位于胫骨前嵴外缘，踝关节前横纹中点，解溪穴上两寸，或称上解溪。因其主治嗜睡、健忘诸症，可使大脑恢复清醒，故名脑清。又因为此穴是治疗足下垂的关键要穴，又被称作足下垂点（《新医疗法汇编》）。

28. 营池

营池，出自《备急千金要方》。

《备急千金要方·赤白带下崩中漏下》曰："女人漏下赤白，灸营池四穴三十壮，穴在内踝前后两边，池中脉上，一名阴阳是。"

营，营血。池，蓄水之处。

该穴位于足内侧，当内踝下缘，肾经照海穴前后凹陷处。主治月经过多、赤白带下等妇科疾患。妇科病的治疗以通其冲任、调其营血为主，冲脉在下肢又与肾经并行，属于奇经八脉，奇经像是一个蓄水池，贮藏着经脉之气，对十二经脉有蓄积和渗灌作用，所以该穴以营池命名；或另有一名，曰营冲。

29. 女膝

女膝，亦称女须、丈母、女婿。

女膝的位置首先见于《备急千金要方》。

《备急千金要方·伤寒发黄》曰："脚后跟穴，在白肉后际针灸随便，治马黄、急疫、寒暑诸毒等病。"

宋·周密的《癸辛杂识》明确此穴的穴名为女膝。

张介宾《类经图翼》所载之足踵穴，位置与此穴相当。

《类经图翼·经络（八）》曰："足踵，主治霍乱转筋，灸涌泉三七壮。如不止，灸足踵聚筋上白肉际七壮，立愈。"

该穴主治足跟痛、惊悸癫狂、精神疾病、牙痛、齿龈炎、冠周炎、齿槽炎、牙槽风、霍乱转筋、腹痛、气逆。

女，女子。膝，膝部。

穴在足后跟部，当足跟后正中线赤白肉际处；俯卧或侧卧取穴。足后跟圆润光滑，犹似女子之膝，故名。

关于女膝穴，《癸辛杂识》中有案例曰："刘汉卿郎中患牙槽风，久之颔穿，脓血淋漓，医皆不效。在维扬时，有邱经历，妙于针术，为汉卿针委中（膀胱穴）及女膝穴（无考）。是夕，脓血即止。旬日后，颔骨脱去，别生新者，完美如故。又张师道亦患此症，用此法针之亦愈。委中穴在腿腘中，女膝穴在足后跟。考之《针经》无此穴，惜乎后人未知其神且验也。"

30. 失眠穴

失眠穴，见于褚玄仁"介绍一个治疗失眠的新穴位"[《江苏中医》1959，（12）：39]一文。穴在足底跟部，当足底中线与内、外踝尖连线的交点处。

由于该穴除治疗脚底痛外，还主治失眠，因此叫作失眠穴。

31. 鼠尾

鼠尾的介绍见于《疮疡经验全书》。

《疮疡经验全书》曰："神效灸治瘰疬穴法……鼠尾一穴，用草一茎，男比左手，女比右手，中节横纹，攒量过四肢，纹尽处，比交折断，将至丝螺骨尖中，比至脚后骨尖中，比至脚后总筋中，是穴。"

穴当足跟中线，跟骨上缘处，主治瘰疬，左病灸右，右病灸左。

鼠，老鼠。尾，尾巴。

该穴主治瘰疬。瘰疬，民间俗称老鼠疮。此穴位于跟腱末端，跟腱沿小腿后缘上行至腓肠肌处，有如鼠的背腹；下端的跟腱，就像是鼠的尾巴。

32. 上溪（足外翻）

上溪，见于《常用新医疗法手册》，主治足外翻。

《常用新医疗法手册》曰："上溪，取穴：太溪穴上五分。"

上，上方。溪，溪流，此指太溪穴。

该穴位于小腿远端胫侧，与内踝上缘相平，跟腱前缘，当太溪穴上方。

33. 跟平

跟平，见于《常用新医疗法手册》。穴当内、外踝高点连线与跟腱相交处。主治小儿麻痹后遗症、足下垂。

《常用新医疗法手册》曰："跟平，取穴：内外踝连线跟腱处。"

跟，足后跟。平，平直，平衡。

该穴主治足下垂，能使患者足底平直，行走平稳，且位于足跟部，故名。

34. 踇趾里横纹

踇趾里横纹的应用，见于《肘后备急方》。

《肘后备急方·治中风诸急方》曰："治卒中恶风，闷乱欲死方。灸两足大趾下横纹中，随年壮。"

《中国针灸学》将此穴列作奇穴，名踇趾里横纹。

踇趾，足大趾。里，与背侧相对应的掌侧。横纹，横的褶皱纹。

该穴位于大踇趾掌侧，趾节下横纹之中点，故名。

35. 踇趾表横纹

踇趾表横纹，见于《千金翼方》。

《千金翼方·针灸下》曰："阴肿欲溃困，灸足大趾本节横纹中。"

踇趾表横纹主治淋病、睾丸炎、肠疝痛等。

踇趾，足大趾。表，与掌侧相对应的背侧。横纹，横的褶皱纹。

该穴位于大踇趾背侧，趾节横纹之中点处，故名。

36. 内太冲

内太冲，见于《针灸集成》。

《针灸集成·别穴》曰："内太冲二穴，在足太冲穴对内傍隔大筋陷中，举足取之。主治疝气上冲，呼吸不通，针一分，灸二壮，极妙。"

内，与外对，此指大趾侧。太冲，太冲穴。

该穴在太冲穴内侧，当太冲与太白穴之间，以治疗疝气上冲为主，故名。

37. 里内庭

里内庭，见于《中国针灸学》（人民卫生出版社，1959）。

《中国针灸学》曰："里内庭，足掌面，大趾与次趾之缝中（应在足掌面第二、三趾夹缝中）。"

此穴位于足掌面，当第二、三足趾的指缝间，与内庭相对处。主治小儿惊风、癫痫等症。

里，与表对，表指足背，里指足掌。内庭，内庭穴。

该穴在足背内庭穴对侧足掌中，足掌为里面、阴面，故名。

第二节
细说阿是穴名称

阿是穴，又称"不定穴"（《扁鹊神应针灸玉龙经》）、"天应穴"（《医学纲目》）。

阿是穴没有具体的名称，也没有固定的位置，随其痛处选取穴位，即"以痛为腧"。

"以痛为腧"，溯本求源，始于《灵枢·经筋》，是治疗经筋病行之有效的取穴方法。

《灵枢·五邪》说："以手按之，快然乃刺之。"《素问·缪刺论》有"疾按之应手如痛，刺之"。《素问·骨空论》中还有"切而坚痛，如筋者，灸之"。说明或快然舒适，或痛，或板硬等特殊感应的点位，都与阿是有关。

阿是之称谓见于唐·孙思邈《备急千金要方》。

《备急千金要方·灸例》云："吴、蜀多行灸法，有阿是之法。言人有病痛，即令捏其上，若里当痛处，不问孔穴，即得便快成（或）痛处，即云'阿是'。灸刺皆验，故曰阿是穴也。"

关于阿是，有以下两种不同的说法。

一种说法，阿是之"阿"，即惊叹之"啊"，古无"啊"字，"阿"借作"啊"用，是通假字。"阿"，即"啊"，是患者疼痛发出的叫声。

最早将"阿"当作"痛甚"者为日本人小阪元佑，其在《经穴纂要》一书中引《汉书·东方朔传》颜师古注："今人痛甚则称阿云云。"

另一种说法并不认同将"阿"当作"痛甚"者，而是认为"阿"字本无疼痛之意，并且小阪元佑对所选用的引文有理解上的错误。

《汉书·东方朔传》载："上令倡监榜舍人，舍人不胜痛，呼暑。"而颜师古注释为："邓音是也。痛切而呼叫也……舍人榜痛，乃呼云。今人痛甚则称阿暑，音步高反。"小阪将"今人痛甚则称阿暑，音步高反"误读为"今人痛甚则称阿，暑音步高反"，并做出"阿是"的解释："师古唐人，盖当时有此声阿是，乃按而痛甚之意也。"

后有承小阪元佑之说者，认为阿是之法，即《灵枢·经筋》中的"以痛为输"。

不认同小阪元佑之说的学者认为，阿是之法出于吴、蜀，吴地方方言为吴语，其代表为苏州方言。苏州方言，"阿"字的应用甚广。章太炎《新方言·释词》认为："苏州言阿是，通语言可是。"阿是，就是普通话中的"可是"。

这种说法认为，患者身上有病痛，在寻按敏感点的同时，医生会问"阿是"，即"可是这里"。患者就会根据自身的感觉，回答说"是"或"不是"。

结语

腧穴，包括经穴、奇穴、阿是穴。

经穴，是隶属于经脉的穴位，有一定的名称，又有固定的位置，分布在十二正经与任脉、督脉的体表循行线上。奇穴，有一定的名称，也有固定的位置，并没有归属于上述十四经。阿是穴则既没有一定的名称，又没有固定的位置，是通过探寻找得到的特殊感应点。

一、关于经穴

我们注意到，到目前为止，被规定下来的经穴共计 362 个。清代医家李学川将历代医籍中所载的十四经经穴进行收集、整理，归纳到他的作品《针灸逢源》中，计 361 穴，一直沿用至 2006 年。2006 年 9 月 18 日发布的国家标准《腧穴名称与定位》（GB/T 12346—2006），将印堂穴由经外奇穴归至督脉，又增加了一个经穴。

在中国的传统文化中，天人相应的数术根植于各个行业中，中医药学更是如此，例如五行对应五脏、十二个月对应十二正经。按道理讲，人体的经穴也应该与一年的 365 天相对应，为 365 个经穴。可现今的经穴总数是 362 个。

然国标中的 362 个经穴，似乎还有存疑之处。从本人所述的部分经穴穴名的解释中就能显现出来。

青灵穴就有可能是误出的经穴穴位。

首现于《太平圣惠方》的青灵穴，《铜人腧穴针灸图经》将其归为手少阴心经的经穴。

青灵有一别名叫青灵泉，见于《医学入门》。

关于青灵一穴的定位归经，至今仍然有人对这一被国家标准化了的经穴提出质疑。他们认为，被归为手少阴的青灵，实际就是手少阳经的清冷渊。

清冷渊，一名青灵，宋以前作清泠渊，在《千金要方》的"针灸卷"中曾被称作清泠泉。清冷渊穴名应当根据《针灸甲乙经·卷三》《备急千金要方》《千金翼方》等书更正为清泠渊。

清泠渊又作青泠渊（见《太平圣惠方·卷九十九》）。泠，音灵，清凉之义。《说文解字》中对"泠"字注曰："凡清冷用此字。"唐代医书中，为避唐高祖名讳，将清泠渊改作青灵泉，或青灵泉缺"泉"字被看成"青灵"。宋人编书采用唐代文献，未能及时改回，以至于清泠渊、青灵穴名同时见于《太平圣惠方》。而《圣济总录》《普济方》等书作青泠渊，宋代《西方子明堂灸经》作"青泠泉，又名清泠渊、青灵"。可能当时王惟一在编撰《铜人腧穴针灸图经》时未能及时察觉，以为《圣惠方》所载之"青灵"又是一穴，而归入手少阴经。因此，在十四经穴中，是否需要删去手少阴经的青灵穴，值得商榷。

在《内经》时代，仅记录160多个穴位。经历代发展，不断扩充，目前我们认同的经穴，与清代李学川（1815年）所写的361个穴位相比，仅增加一穴，即2006年新增的印堂。

处在经脉循行线上的古老奇穴，同时又是临床中应用频次比较高的常用穴位，是有可能归入十四经穴中的。如别名为胰俞的胃管下俞，若归属于膀胱经，将会补充脏腑背俞的不足。当然，经脉循行线上的奇穴转为十四经穴，需要漫长的历史过程。奇穴转入正经，既要经得起推敲，又要使其正经的穴位控制在一定的数量之内。

十四经穴，皆按照针灸穴位的国家标准代号，于穴位的汉语名称之后标出。但本书并没有在汉语名称之后标示汉语拼音，这是因为本人并不认同国标中个别穴名的拼写，如侠白的"侠"，同"夹"，理应读"jiá"，而不应该读"xiá"；清冷渊，原本当为清泠渊，"冷"字多一点的"泠"，不读"lěng"，而应读"líng"。相关的问题，可能不止一两处，同样需要认真讨论，辨明读音。

二、关于奇穴

国标中奇穴，同样也有存疑的部分，如下肢部的髋骨就值得商榷。

髋骨，原为解剖学名称，为腰下骶胯部的骨骼。而奇穴髋骨，却位于大腿前面下部。处于膝髌之上的髋骨位，其穴位名称显然与解剖学上的髋骨不相符合。

髋骨穴的部位，可能出自明·张介宾《类经图翼》的误解。

髋骨穴的定位，可参见窦汉卿《通玄指要赋》"髋骨将腿痛以祛残"一句。罗天益的原注及杨继洲的注解，皆指其在髋关节部。

因此，髋骨穴的具体位置，还有待于进一步考证，以便于明确认定。

当然，像髋骨穴这样容易引起争议的古代奇穴，为数不多，但对于这样的问题，需要一个满意的解答。

在奇穴当中，有些穴位是由两个以上的穴点组成的，可称为对穴，如四花。现在认为，四花是由膈俞与胆俞两对经穴组成的，二白是经穴外的两个穴点组成的，膝眼是由经穴犊鼻与奇穴内膝眼组成的。这里，需要说明的是，在国标奇穴中，以往将膝眼与内膝眼当作两个穴位，后来修订版认为，膝眼已经包括内膝眼，就将内膝眼去除掉了。但是，大量针灸文献提到的是膝眼这个对穴，在临床中也是两个穴点同用的多，很少有人只针刺内膝眼。因此，留内膝眼不见得是明智之举，不如去内膝眼留膝眼。这就如同八邪，是由四个指丫间赤白肉际处的四对穴点组成，不能因为无名指、小指间的下都就是液门，而液门在国标三焦经中用过了就去除掉，不用对穴名，而分别用剩下的三个单穴大都、上都、中都一样。八风也不能因为它包括了行间、内庭、侠溪，而要把这三穴剔除，将第三、四指间白肉际叫作二风。

三、穴名的误读

《内经》《黄帝明堂经》之后的一些方书，记载了不少的奇穴。宋元以来，又新增了大量奇穴。这些奇穴，有单名的，也有多个名称的，有的奇穴相互之间共用一个名称，有的奇穴名与经穴的正名相同，有的奇穴与经穴的异名相同，加上经穴本身某穴的正名与其他穴的异名，或者经穴异名之间的同名，都可能给针灸学的研习造成一定程度的误解，要注意加以鉴别。

经穴重名导致经穴误判的，如《素问·刺疟论》曰："先其发时如食顷而刺之……不已，刺舌下两脉出血……舌下两脉者，廉泉也。"此廉泉，因其重名，被误凑为任脉经穴廉泉。如王冰注文："廉泉，穴名，在颔下结喉上舌本下。"

所谓奇穴实为经穴的，如奇穴"顶上回毛"，或称"顶上旋毛"（《太平圣惠方》）。《备急千金要方·惊痫》曰："若目反上视，眸子动，当灸囟中……次灸顶上回毛中。"顶上回毛，当头顶回毛中点处。此处，实为经穴百会。再如"虎口"，本为部位名，《身经统考》认为"歧骨前为虎口"。《针灸甲乙经》载："合谷，一名虎口。"《备急千金要方·心腹痛》云："心痛灸臂腕横纹三七壮，又灸两虎口白肉际七壮。"此处虎口为部位名，指大指、次指歧骨间。穴位名称应为虎口白肉际，是以体表标志代名。此穴以虎口穴为名很晚，因此古代文献中所说的虎口穴，多指合谷穴。不要以为《备急千金要方》提到过虎口，就认为古时的虎口穴就是现今所指的歧骨前赤白肉际处的奇穴虎口。

经穴别名误以为奇穴的，如"气穴"，《针灸甲乙经》曰："气穴，一名胞门，一名子户。"穴当关元旁五分。《千金翼方·针灸》曰："若堕胎腹痛漏胞见赤，灸胞门五十壮，关元左旁二寸是也。右旁名子户。"所谓奇穴，关元旁二寸的胞门与子户，实为水道穴。又如温溜穴，《针灸甲乙经》载："温溜，一名逆注……在腕后少士五寸，大士六寸。"《备急千金要方·风癫》曰："狂癫哭泣，灸手逆注三十壮，穴在左右手腕后六寸。"温溜别名逆注，与《千金》手逆注皆在手腕后六寸。《针灸甲乙经》中，温溜主"癫疾，吐舌鼓额，狂言见鬼"等症，亦与《千金》手逆注主症相符。可见，所谓奇穴手逆注，实为温溜穴。

古代文献中，所谓奇穴实为经穴的，为数不少，还有待一一梳理。

一穴两名误以为两穴的，如经穴新识，穴出朱链《新针灸学》，为《中国针灸学》收录，后新识被改为新设，《中国针灸学》

未能及时改过来，以至于一段时间新识与新设穴名并存，致使后来的收录者，将其当成两个穴位。

四、关于阿是穴

至于阿是穴，不必拘泥于腧穴分类中的那种，有别于经穴、奇穴的阿是穴。阿是，更重要的是一种取穴方法，正如孙思邈所言，"有阿是之法"。以阿是取穴的方法取穴，不只是取穴于经穴、奇穴之外，很多时候，反应点就在经穴、奇穴上面。也就是说，阿是法取穴，取在经穴上就是经穴，取在奇穴上就是奇穴，取在经穴、奇穴之外就叫作阿是穴。如《针灸资生经》中的很多针灸病案就有这方面的实例，王执中灸膏肓俞、带脉，就用了阿是法选取穴位；张介宾也用阿是法选取了章门施灸。而在目前的针灸临床实践中，有很多是阿是法常用的穴位，如颈腰部的夹脊，背部的天宗、曲垣，手臂的手三里、列缺，下肢的阑尾、胆囊穴等。在一定的情况下，以阿是法取穴，能取得更好的治疗效果。

附

针灸穴名谜语

简　介

　　谜语主要指暗射事物或文字等供人猜测的隐语，也可引申为蕴含奥秘的事物。谜语源自中国民间，历经数千年的演变和发展。它是古代人们集体智慧创造的文化产物。

　　谜语，有植根于乡土的民间谜语，结合时代潮流的主流谜语，也有注重文采、风格典雅、书卷气浓厚的谜语。

　　针灸穴名，来自不同的历史时期，新穴名直白，易于理解，古代穴名蕴含深意。因此，针灸穴名谜语，也会因其穴位的名称特点，而编制出不同的风格，或通俗易解，或雅俗共赏，或"书家意"，有一定的难度。

　　谜语，主要是寓意类谜语，根据谜面提供的隐含内容，结合谜目限定的猜测范围，猜出谜底。除一般的寓意类谜语外，还有谜格类谜语。

　　谜格，就是要猜谜的人，按照规定的格式，把谜底字的位置、读音、偏旁进行一番加工处理后，来扣合谜面。这是因着字谜向更高难度的方面发展而创造的。

　　谜格创始于明代，经历代不断创新，目前已增至一百多格。其中有不少是重复或类似的格，也有一些因过于深奥而不受欢迎。

　　本人根据腧穴的名称特点，在创造出寓意类谜语的同时，也制作了少量的谜格类谜语。谜格类谜语的猜谜方法，在其所在的谜格类属中，均有所表述。

谜面

一、非谜格类寓意谜语

1. 文采满腹（打一经穴名称）

2. 江心小洲（打一经穴名称）

3. 金朝京城（打一经穴名称）

4. 角弓反张（打一经穴名称）

5. 新疆一处游览胜地（打一经穴名称）

6. 天地之间（打一经穴名称）

7. 跪拜主人（打一经穴名称）

8. 混沌之气（打一经穴名称）

9. 两室一厅（打一经穴名称）

10. 鸿雁传书（打一经穴名称）

11. 角徵宫羽（打一经穴名称）

12. 越王宝剑（打一经穴名称）

13. 舒张血管（打一经穴名称）

14. 日暮掩柴扉（打一经穴名称）

15. 营养全身（打一经穴名称）

16. 包公祠古井（打一经穴名称）

17. 北斗之首（打一经穴名称）

18. 泪痕红浥鲛绡透（打一经穴名称）

19. 东为启明，西为长庚（打一经穴名称）

20. 二竖子避难之所（打一经穴名称）

21. 浑天仪主件（打一经穴名称）

22. 1500米整（打一经穴名称）

23. 不周山（打一经穴名称）

24. 分明（打一经穴名称）

25. 胡夫金字塔（打一经穴名称）

26. 四川（打一经穴名称）

27. 巴别塔（打一经穴名称）

28. 宫（打一经穴名称）

29. 闪电雷鸣（打两经穴名称）

30. 朱泰余生（打两奇穴名称）

31. 双保险锁（打两经穴名称）

32. 漫游长亭曲径口（打两经穴名称）

33. 元代京城（打一经穴名称）

34. 八口人（打一经穴名称）

35. 少小离家老大回（打三经穴名称）

36. 穿梭不停（打两穴位名称）

37. 青鸟殷勤为探看（打一经穴名称）

38. 黄帝姓氏（打一经穴名称）

39. 谷（打一经穴名称）

40. 恐龙化石（打一经穴名称）

41. 太上老君的炼丹炉（打一经穴名称）

42. 英雄归来，举行盛典（打一经穴名称）

43. 播种机（打一经穴名称）

44. 鸳鹤的红冠（打一经穴名称）

45. 孙思邈曾经的官位（打一经穴名称）

46. 肠梗阻（打一经穴名称）

47. 木（打一经穴名称）

48. 靶上中箭（打一奇穴名称）

49. 囚（打一经穴名称）

50. 后羿之箭（打一经穴名称）

51. 藤圈操（打一奇穴名称）

52. 小康之家（打一经穴名称）

53. 赫利俄斯与狄安娜（打一经穴名称）

54. 看得见房门外的山沟，听得见背面的潺潺流水声
    （打两经穴名称）

55. 踏花归来，蝴蝶追逐马蹄（打一经穴名称）

56. 鱼传尺素（打一经穴名称）

57. 肠鸣（打一经穴名称）

58. 商店打烊（打一经穴名称）

59. 墙内房前小院（打一经穴名称）

60. 反哺（打一经穴名称）

61. 喧宾（打一经穴名称）

62. 官清民洁（打两经穴名称）

63. 副团之下（打一经穴名称）

64. 冬至的零点，夏至的十二点（打两经穴名称）

65. 宫殿（打一经穴名称）

66. 深挖洞，广积粮（打一经穴名称）

67. 接风洗尘（打一经穴名称）

68. 禾（打一经穴名称）

69. 工农学兵（打一经穴名称）

70. 宋国都城（打一经穴名称）

71. 帝王的居室（打一经穴名称）

72. 皇帝出行的宝伞（打一经穴名称）

73. 斑鸟调控飞行方向之舵（打一经穴名称）

74. 古代祭祀天神的乐舞（打一经穴名称）

75. 邮轮返航（打两经穴名称）

76. 图章陈列室（打一经穴名称）

77. 日食（打一经穴名称）

78. 衍（打两经穴名称）

79. 雨水和雪水（打一经穴名称）

80. 初次见面（打一奇穴名称）

81. 漏斗（打两经穴名称）

82. 不学无术（打一经穴名称）

83. 无底深水潭（打一经穴名称）

84. 躺下睡觉（打一奇穴名称）

85. 水突（打一经穴名称）

86. 独占鳌头（打一奇穴名称）

87. 亘（打两穴位名称）

88. 月上伐桂（打一经穴名称）

89. 锅碗瓢勺（打一经穴名称）

90. 憔悴无华（打一经穴名称）

91. 罚酒与畅饮（打一经穴名称）

92. 难听的歌（打一经穴名称）

93. 汉宫秋月（打两经穴名称）

94. 千里江陵一日还（打四经穴名称）

95. 目光炯炯（打一经穴名称）

96. 掌上大肌（打一经穴名称）

97. 发烧友相聚（打一经穴名称）

98. 芝加哥千禧公园的巨大雕塑（打一经穴名称）

99. 黑子吃对方的子（打一经穴名称）

100. 亢宿与房宿（打一经穴名称）

101. 眉毛（打一经穴名称）

102. 胃（打两经穴名称，其中一个为别名）

103. 斜出正道后的过程（打一经穴名称）

104. 回故乡之路（打一经穴名称）

105. 稻麦稷菽黍（打一经穴名称）

106. 鹰眼（打一经穴名称）

107. 隔江犹唱后庭花（打一经穴名称）

108. 囚（打一经穴名称）

109. 肱桡关节缝（打一经穴名称）

110. 涌泉（打一经穴名称）

111. 矿井或地下隧道的送气口（打一经穴名称）

112. 耳后隆突（打一经穴名称）

113. 脚铃（打一经穴名称）

114. 威斯敏斯特宫的古老装置（打一经穴名称）

115. 鼻孔（打一经穴名称）

116. 八卦之末（打一经穴名称）

117. 高大山岭（打一经穴名称）

118. 常年开行驶往长江对岸浦口码头的"宁浦线"轮渡码头（打一经穴名称）

119. 用于存放商品的屋舍（打一经穴名称）

120. 养护公路（打一经穴名称）

121. 肺象（打一经穴名称）

122. 急流的出口（打一经穴名称）

123. 旅馆院式大厅（打一经穴名称）

124. 旧金山旁的海峡（打一经穴名称）

125. 掌宗庙宝藏的官员（打一经穴名称）

126. 植物人（打一经穴名称）

127. 为家乡的发展出力（打一经穴名称）

128. 中心主导作用的部分（打一经穴名称）

129. 杨林惊梦之物（打一经穴名称）

130. 抬起腿来准备走（打一奇穴名称）

131. 葱茎与豆腐（打一奇穴名称）

132. 燕窝（打两奇穴名称）

133. 日本本州西南端港口（打一经穴名称）

134. 口水（打两奇穴名称）

135. 荣耀显圣（打一经穴名称）

136. 刻有佛教经咒的鸣器（打一经穴名称）

137. 琴瑟箫笛之乐（打一经穴名称）

138. 划水（打一奇穴名称）

139. 又增加了一个部门（打一奇穴名称）

140. 梅兰竹菊（打一奇穴名称）

141. 肿块的基底部（打一奇穴名称）

142. 中国上古天文学中九月的月将（打一经穴名称）

143. 中军大帐（打一穴位名称）

144. 关羽、张飞、赵云、马超、黄忠（打一奇穴名称）

145. 一个冠军，一个亚军，与两个并列第三名
　　（打一奇穴名称）

146. 日、月、星辰（打一经穴名称）

147. 妇人的波楞盖儿（打一奇穴名称）

148. 不糊涂了（打一奇穴名称）

149. 岛屿上的灯塔（打一经穴名称）

150. 高枕无忧（打一奇穴名称）

151. 雪花飘落在湖面薄薄的冰层上（打一经穴名称）

152. 花果山的洞穴（打两经穴名称）

153. 爷爷与我（打一经穴名称）

154. 京师华灯初放（打两经穴名称）

155. 被贬下凡（打两经穴名称）

156. 坦露胸膛（打一经穴名称）

157. 土窖（打一经穴名称）

158. 城墙的东门、南门、西门、北门（打两经穴的合称）

159. 奔豚（打一经穴名称）

160. 长城以北的戈壁沙堆（打一经穴名称）

161. 被困于山峡（打一经穴名称）

162. 屋顶上做出一块透亮的地方（打一经穴名称）

163. 从正面进攻（打一经穴名称）

164. 飞流直下三千尺，疑是银河落九天（打三穴位名称）

165. 2.5 千米（打一经穴名称）

166. 南冥（打一经穴名称）

167. 蜿蜒迂回的院墙（打一经穴名称）

168. 忽如一夜春风来，千树万树梨花开（打一经穴名称）

169. 娇柔小妹守空房（打一奇穴名称）

170. 无计逃神矢（打一经穴名称）

171. 中华腾飞（打一奇穴名称）

172. 心动过速（打一经穴名称）

173. 贪狼小取，夺泥取自……（打一奇穴名称）

174. 日本的本土宗教（打一经穴名称）

175. 相遇奈何桥（打一经穴名称）

176. 白云上面有一人（打一经穴名称）

177. 南麓山坡不间断的水流（打一经穴名称）

178. 佛教名词，外人对某人的几种态度（打一奇穴名称）

179. 严禁储粮非正常减少（打三经穴名称）

180. 风、寒、湿、暑、饥、饱、劳、役（打一奇穴名称）

181. 归到列祖那里去了（打一经穴名称）

182. 额角（打一经穴名称）

183. 小火油锅里过一过（打一经穴名称）

184. 组织非法偷渡的人（打一经穴别名）

185. 小老鼠洞（打一经穴别称）

186. 七弦琴最后一根弦的音（打一经穴名称）

187. 闭灯（打一经穴别名）

188. 酆都（打一奇穴名称）

189. 春天过后，感到四肢酸软、困倦喜卧、饮食少进
（打一奇穴名称）

190. 水鸡（打一奇穴名称）

191. 郎做什么来？绕床弄青梅（打一奇穴名称）

192. 南北朝时由印度经龟兹传入内地的弹拨乐器
（打一奇穴名称）

193. 被依仗的人或势力（打一奇穴名称）

194. 古代帝王的权利被说成是君权……（打一奇穴名称）

195. 藏佛和尚被叫作……（打一奇穴名称）

196. 心灵手巧，聪慧（打一经穴别名）

197. 洗浑水澡（打一奇穴名称）

198. 自来水开关（打一奇穴名称）

199. 宝剑与青瓷之地（打一奇穴名称）

200. 京师储粮的大府库（打一经穴别名）

201. 人多势众，簇拥而上（打一奇穴名称）

202. 耳熟能详（打一经穴名称）

203. 从北京过水道至杭州（打一经穴名称）

204. 一口人与八口人（打一经穴名称）

205. 十二脉之循行，手太阴起（打一经穴别称）

206. 云上有人，耳旁有月（打一经穴名称）

207. 音乐厅（打一经穴名称）

208. 和田宝石（打一经穴别名）

209. 太后所居之处（打一经穴别名）

210. 脉（打一奇穴名称）

211. 洛阳石窟（打一奇穴名称）

212. 穴外二人，穴内一犬（打一经穴名称）

213. 跨越驼峰航线的英雄战队（打一经穴别称）

214. 日本国内第一大湖泊的名称（打一奇穴名称）

215. 九皋（打一经穴名称）

216. 西周之前的乐谱（打一经穴名称）

217. 官邸（打一经穴名称）

218. 长江口南岸，距离上海最近的城市（打一经穴别名）

219. 江淮河济（打一经穴名称）

220. 南面的山沟，北面的山沟（打两经穴名称）

221. 太冥（打一经穴名称）

222. 主持公道（打一经穴名称）

223. 马尔马拉水域（打一经穴名称）

224. 元朝皇帝避暑所在地（打一奇穴名称之内的分穴名称）

225. 红土地（打一经穴别名）

226. 中介（打一经穴名称）

227. 厦门港外之岛县（打一经穴名称）

228. 远洋轮上的探照灯（打一经穴名称）

229. 安徽省滁州市代管的一个县级市（打一经穴别名）

230. 闻（打一经穴名称）

231. 乘快马奔驰（打两经穴名称）

232. 十发有九发中靶（打两穴位名称，其中一个为秋千格）

二、谜格类谜语

谜格，就是要求猜谜的人按照规定的格式，把谜底字的位置、读音、偏旁等进行一番加工处理后，来扣合谜面。这是灯谜向着更高难度的方面发展而创造出来的猜谜形式。

（一）谐读类谜语

谐读类谜语，即谐音字谜。谐音字谜是指谜面以一个或两个汉字同音（或谐音、切音）扣底，或取其他非汉字材料达到谐音目的的一类字谜。

谐读类谜语有梨花格、白头格、粉底格、丹心格等。

梨花格

梨花格，又名飞白格、谐声格、谐音格、全谐格、全白格、玉冰格。谜底至少两字，且全部读成别字（谐音）来与谜面相扣。梨花格的格名借取唐代诗人岑参《白雪歌送武判官归京》诗句"忽如一夜春风来，千树万树梨花开"之满眼皆白的意境。这里"白"喻指谐音字，用以表示谜底的字全部读为谐音字，以扣合谜面。

例如：飞鸿片片频传讯（打一京剧名）。

谜底：秦香莲。谜面的意思是说人居两地，天各一方，鸿雁常来，情意绵绵。将"秦香莲"三个字谐音读为"勤相联"，即双方通过信件频繁（勤）地相互联系。

233. 有级别的政府工作人员（打一经穴名称梨花格）

234. 神妙的计策（打一经穴名称梨花格）

235. 别离多时后重逢的客套话（打一经穴名称梨花格）

236. 汉语字典里每个字旁标的拼音字母是字的……（打一奇穴名称梨花格）

237. 琢玉，用以比喻为有用的人才（打一经穴名称梨花格）

238. 因贪玩影响了工作与学业（打一经穴名称梨花格）

239. 传说第一个画八卦的人（打一经穴名称梨花格）

240. 某些人士在进行表演活动时，用以取代自己真实称呼的，叫作……（打一奇穴名称梨花格）

241. 含混不清地（打一经穴名称梨花格）

242. 创立楚辞文体的爱国诗人（打一经穴名称梨花格）

243. 惊魂未定（打一经穴位名称梨花格）

244. 刚刚印发出来的著作（打一经穴名称梨花格）

245. 正月十五的灯节（打一经穴名称梨花格）

246. 飞机向前下方发射子弹（打一经穴名称梨花格）

247. 不知是谁的作品，故署名为……（打一奇穴名称梨花格）

248. 由最高管理者决定大小事务（打一经穴名称梨花格）

249. 出国需要办理的一种手续（打一奇穴名称梨花格）

250. 戏剧人物，净角，民间常将此人做成门神（打一奇穴名称梨花格）

白头格

白头格，又名素冠格、皓首格、粉面格、寿星格。谜底字数须在两字以上。"白""素""皓""粉"皆喻指谐音字。顾名思义，谜底的头一个字应该读白，即读成谐音，用别字代替以扣谜面。

例如：废品：（打一《水浒传》中人名）。

谜底：吴用。

251. 英勇不屈（打一经穴名称白头格）

252. 江水流经的介于山丘间的长条状倾斜凹地（打一经穴名称白头格）

253. 场上打下的蜀黍被堆成小山（打一经穴名称白头格）

254. 国门不开放（打一经穴名称白头格）

255. 残破不全（打一经穴名称白头格）

256. 山间谷地的长流水（打一经穴名称白头格）

257. 豆脑勺（打一经穴名称白头格）

258. 汗出淋漓，手足逆冷，脉细微（打一经穴名称白头格）

259. 行经寸口的血流表现为缓弱而有规律的间歇现象（打一经穴名称白头格）

260. 动作便捷松快，有巧劲（打一经穴名称白头格）

261. 正式拜师求学的（打一经穴名称白头格）

262. 打到目标（打一经穴名称白头格）

263. 捐出粮食（打一经穴名称白头格）

264. 身陷囹圄（打一经穴名称白头格）

粉底格

粉底格，又名白足格、素履格、立雪格、踏雪格、履霜格。"粉""白""素""雪""霜"皆喻指谐音字。顾名思义，谜底的最末一个字应当读白，用谐音代替以解释谜面。谜底一般不得少于两个字。

例如：垂钓（打一数学名词）。

谜底：等于（鱼）。"于"与"鱼"谐音。

265. 河图洛书（打一经穴名称粉底格）

266. 封建帝王与后妃居住之所（打一经穴名称粉底格）

267. 门对子的左右两条幅（打两经穴名称粉底格）

268. 建立我国历史上第一个奴隶制国家的人（打一经穴别名粉底格）

269. 男子汉强劲有力的独特气质（打一经穴名称粉底格）

270. 产业的作业者（打一经穴名称粉底格）

271. 复姓，始祖子兰。（打一经穴名称粉底格）

272. 饮入的，没能消化的食物（打一经穴名称粉底格）

273. 昨天黄昏后（打一经穴名称粉底格）

274. 演绎（打一经穴名称粉底格）

275. 驱鬼辟邪之门神（打一奇穴名称粉底格）

276. 话剧《雷雨》中丫鬟的角色（打一奇穴名称粉底格）

277. 被下桩或夯实的地面（打一经穴名称粉底格）

278. 杨乃武与小白菜的案情（打一经穴名称粉底格）

丹心格

丹心格，又名红中格、朱腰格。谜底为三字以上单数字，除中间一个字正读，其余字全读谐音来与谜面相扣。

例如：询问学位最高的人（打一中国地名）。

谜底：淄（咨）博市（士）。

279. 孩儿唠嗑（打一经穴名称丹心格）

（二）分读类谜语

分读类谜语，是将谜底的字按照要求分拆，以扣合谜面，如燕尾格。

燕尾格

燕尾格：又名燕剪格、鱼尾格。谜底为两字以上，最后一字拆成左右两部分后与谜面相扣。

例如：久旱（打中国一地名）。

谜底：长沙。沙字分解为两部分就是水少。

又如：催稿（打一形容词）。

谜底：速效。效字分解为两部分就是交文。

280. 雨（打一经穴名称燕尾格）

281. 富商书写的作品（打一经穴名称燕尾格）

282. 月光族（打一经穴名称燕尾格）

（三）半读类谜语

半读类谜语，是通过对谜底中的一个或全部字只读一半，即去掉一个或全部字的偏旁部首来与谜面相扣，如徐妃格。

徐妃格

徐妃格，又名齐飞格、半妆格。谜底须用两字以上的同旁部首字的词或组词。摒除谜底每个字的左边或右边的同旁字与谜面相扣。

徐妃格命名出于典故。据唐·李延寿《南史·卷十二》中记载：南北朝时期的梁元帝只有一只眼睛，他有一个名叫徐昭佩的妃子。徐妃作风不好，又嫌弃皇帝貌丑，因此每当皇帝入室，徐妃"必为半面妆以候"，即画半面的妆。"帝见则大怒而去"。唐·李商隐诗有"只得徐妃半面妆"，故又称"半妆格"。这就是徐妃格的来历。谜底只读"半面"以扣合谜面，还必须添上相同的偏旁部首（不一定是左右结构），才能构成"全面"的谜底。

例如：甲乙丙（打一当代诗人名）。

谜底：沙汀。甲乙丙，少丁，少、丁各加"氵"组成"沙汀"。

283. 一点一点亮晶晶（打一穴位名称徐妃格）

（四）加字类谜语

加字类谜语，是指谜底需按要求借字放在指定的位置上，以便扣合谜面，如藏珠格、加冠格、纳履格。

藏珠格

藏珠格，别名嵌腰。谜底的字应是双数。谜底照应题面句子余义未尽，借一字嵌入最中央来申明文意时，须同上一字或下一字成一词方为有效。

如：男子汉（打一职业名）。

谜底：大夫。在大夫中间嵌入丈字，则文义清楚。男子汉，即大丈夫也。

284. 鲲鹏展翅（打两经穴名称藏珠格）

285. 金星老君炼丹（打两经穴名称藏珠格）

（五）移字类谜语

移字类谜格，又名移读类谜格，通过变动谜底中一个或几个字的位置来与谜面相扣，如秋千格、卷帘格、上楼格、下楼格、上下楼格、掉首格、掉尾格、双钩格、辘轳格、蕉心格、垂柳格、螺旋格等。

秋千格

秋千格，又名转珠格、颉颃格。谜底限定为两个字，需将谜底的两个字倒读，与谜面相扣。

例如：玉（打一国家名）。

谜底：中国。谜面的玉在"国"字的中间，即国中。

又如：今日（打一外国名）。

谜底：日本。今日，也就是本日。

286. 动物舌头（打一穴位名称秋千格）

287. 长城以南与长城以北（打两经穴名称秋千格）

288. 大宅院里（打一经穴名称秋千格）

289. 每个人都摸到了奖（打一经穴名称秋千格）

290. 语言表达能力（打一经穴名称秋千格）

291. 肛门、尿道口（打一经穴名称秋千格）

卷帘格

卷帘格，又名倒读格。谜底至少为三个字，取"珠帘倒卷"之意，倒读与谜面相扣。

例如：岛（打一世界地名）。

谜底：地中海。岛，即海中地，海中地倒读就是地中海。

292. 被杀于大宅院（打两穴位名称卷帘格）

蕉心格

蕉心格：又名调首格、乙中格、卷心格。蕉心格取"芭蕉卷心"之义，源自诗句"一卷芭蕉细裹心"。谜底为四字以上的偶数词或词组，中间两字位置互换后与上下文融为一体，以扣谜面。

例如：暴君（打两个法律名词）。

谜底：元凶、首恶。"凶"与"首"互换位，连读成为"元首凶恶"，扣合谜面。

293. 贵妃华清浴甘露（打两奇穴名称蕉心格）

294. 白酒作坊出酒，头道最好，二道还行，最后剩下的……（打两经穴名称蕉心格）

辘轳格

辘轳格谜底字数：四字或四字以上的偶数。谜格要求将谜底的字逢双互移与谜面相扣。

例如：冬至太阳生（打一词牌名）。

谜底：应天长慢（读为：天应慢长）。

295. 长城南北（打两经穴名称辘轳格）

（六）对偶类谜语

对偶类谜语，谜底与谜面相互对应，犹如诗句中的对仗。最常见的迷格为遥对格。

遥对格

遥对格，又名鸳鸯格、锦屏格、菱花格、楹联格、对联格、求偶格。谜面为上联，谜底为下联。遥对格上下联必须对仗，谜面与谜底字数相等，要求尽量做到平仄交叉相对。

例如：落金扇（打一戏剧名）。

谜底：拾玉镯。

又如：五月黄梅天（打一饮料名）。

谜底：三星白兰地。

再如：汉子（打一画家名）。

谜底：唐寅。

296. 阳平（打一经穴名称遥对格）

297. 大羽（打一经穴名称遥对格）

298. 凤头（打一经穴名称遥对格）

299. 副师（打一经穴名称遥对格）

300. 护短（打一经穴名称遥对格）

301. 视角（打一经穴名称遥对格）

302. 天穹（打一经穴别名遥对格）

303. 飞鹰（打一经穴名称遥对格）

304. 游龙（打一经穴别名遥对格）

305. 棍操（打一经穴名称遥对格）

306. 乌黑（打一经穴名称遥对格）

307. 铁窗（打一经穴名称遥对格）

308. 子户（打一奇穴名称遥对格）

309. 商丘夏热浪

    （打两经穴名称，其中一个为经穴别名遥对格）

310. 一堵墙（打一奇穴名称遥对格）

311. 两蜂窝（打一经穴别名遥对格）

312. 衣领扣（打一经穴别名遥对格）

313. 锣鼓响（打一经穴名称遥对格）

314. 一童骑竿（打一奇穴名称遥对格）

315. 三库两空（打两经穴名称遥对格）

谜底

一、非谜格谜语谜底

1. 文采满腹（打一经穴名称）

谜底：彧中。

解：《广雅》曰："彧，文也。"彧，趣味高雅的，谈吐文雅的，有文采，有教养。文采满腹，即一肚子学问，为彧中。

2. 江心小洲（打一经穴名称）

谜底：中渚。

解：渚，洲渚，水中小块陆地。《说文解字》引《尔雅》曰："渚，小洲也。"江中的小洲，可称为中渚。

3. 金朝京城（打一经穴名称）

谜底：中都。

解：金朝的京城，名曰中都（今北京），由原燕京所改。

4. 角弓反张（打一经穴名称）

谜底：筋缩。

解：有些疾病，如脑炎，会出现头项强直、角弓反张的症状，这与肌肉筋腱的病理性收缩有关。

5. 新疆一处游览胜地（打一经穴名称）

谜底：天池。

解：新疆游览胜地中，最有名的自然景观，就是天池。

6. 天地之间（打一经穴名称）

谜底：人中。

解：天、地、人三才，人居中。《易·说卦》曰："是以立天之道，曰阴与阳；立地之道，曰柔与刚；立人之道，曰善与恶；兼三才而两之。"

7. 跪拜主人（打一经穴名称）

谜底：仆参。

解：见足太阳膀胱经"仆参"条。

8. 混沌之气（打一经穴名称）

谜底：太乙。

解：太乙，象天地混沌之气。《礼记·礼运》曰："必本于太乙。分而为天地，转而为阴阳，变而为四时。"疏云："太乙者，谓天地未分混沌之元气也。"太乙穴当胃肠部，居天枢穴上方，天地之气至此尚未分明，胃肠之清浊在此也没有分清，饮入的水谷精微呈混沌状态，有太乙之象。

9. 两室一厅（打一经穴名称）

谜底：三间。

解：两室一厅，共三间。

10. 鸿雁传书（打一经穴名称）

谜底：交信。

解：书，家书，信也；传书，交信给你。据《史记》记载，汉武帝时，使臣苏武被匈奴拘留，并押在北海苦寒地带多年。后来，汉朝派使者要求匈奴释放苏武，匈奴单于谎称苏武已死。这时有人暗地告诉汉朝使者事情的真相，并出主意让他对单于说，汉皇在上林苑射箭时射下一只大雁，这只大雁的足腿上系着苏武的帛书，证明他确实未死，只是受困。这样，匈奴单于再也无法谎称苏武已死，只得把他放回汉朝。从此，"鸿雁传书"的故事便传为千古佳话。而鸿雁，也就成了信差的美称。

11. 角徵宫羽（打一经穴名称）

谜底：少商。

解：五行五音包括角、徵、宫、商、羽。

12. 越王宝剑（打一经穴名称）

谜底：巨阙。

解：见任脉"巨阙"条。

13. 舒张血管（打一经穴名称）

谜底：申脉。

解：申，舒张；脉，血脉，脉管。申脉有舒张血管之意。

14. 日暮掩柴扉（打一经穴名称）

谜底：关门。

解：天黑了，院门、房门都关起来了。"日暮掩柴扉"出自王维《送别》的诗句。掩柴扉，就是关闭柴门。

15. 营养全身（打一经穴名称）

谜底：周荣。

解：周，全身；荣，荣养，营养。周荣，即营养全身。

16. 包公祠古井（打一经穴名称）

谜底：廉泉。

解：合肥包河公园的包公祠有一口古井，人们为了纪念包公，不忘他的刚直廉洁，就将这口古井取名为廉泉。

17.北斗之首（打一经穴名称）

谜底：天枢。

解：天枢，又名北斗一，北斗七星之首，是斗勺部位离北极星最近的一颗星，全天第35亮星。

18.泪痕红浥鲛绡透（打一经穴名称）

谜底：承泣。

解："泪痕红浥鲛绡透"出自陆游的词《钗头凤》，是说手绢和薄纱都被要哭出血的眼泪浸透了。这手绢就起到了承泣的作用。鲛绡，是指传说中鲛人所织的绡，泛指薄纱，也可指手绢。

19.东为启明，西为长庚（打一经穴名称）

谜底：太白。

解：东为启明，西为长庚，指天上最亮的行星金星，中国古代称之为太白或太白金星。金星要在日出稍前或者日落稍后才能达到最大亮度。它有时黎明前出现在东方天空，被称为"启明"；有时黄昏后出现在西方天空，被称为"长庚"。

20.二竖子避难之所（打一经穴名称）

谜底：膏肓。

解：见足太阳膀胱经"膏肓俞"条。

21.浑天仪主件（打一经穴名称）

谜底：璇玑。

解：见任脉"璇玑"条。

22.1500米整（打一经穴名称）

谜底：足三里。

解：1500米，足足三里。

23. 不周山（打一经穴名称）

谜底：天柱。

解：见足太阳膀胱经"天柱"条。

24. 分明（打一经穴名称）

谜底：日月。

解："明"字左右分开，即为日、月两字。

25. 胡夫金字塔（打一经穴名称）

谜底：大陵。

解：目前被发掘的陵墓中，埃及的金字塔是比较大的，其中胡夫金字塔最大。

26. 四川（打一经穴名称）

谜底：天府。

解：见手太阴肺经"天府"条。

27. 巴别塔（打一经穴名称）

谜底：通天。

解："巴别塔"出自《旧约·创世记》，是说人类当时有共同语言，并且一起居住，曾建起一个试图通天的高塔。上帝认为人类过于自信，一旦完成计划将会为所欲为，便决定变乱人们的口音和语言，并使他们分散各地。高塔于是停工，而该塔则被称为"巴别"。

28. 宫（打一经穴名称）

谜底：角孙。

解：五音的相生顺序为角、徵、宫、商、羽，与五行木、火、土、金、水相应。其中，徵为角之子，宫为角之孙。

29. 闪电雷鸣（打两经穴名称）

谜底：列缺、丰隆。

解：古称闪电为列缺，雷神之名为丰隆。《史记·司马相如传》曰："贯列缺之倒景兮。"注："列缺，闪电也，又叫烈缺。"《淮南子·天文训》曰："季春三月，丰隆乃出。"注："丰隆，雷也。雷为土气，阴阳动，回生万物者也。"

30. 朱泰余生（打两奇穴名称）

谜底：虎口、夺命。

解：典故"虎口余生"是说：宋朝湖州农民朱泰家贫，靠砍柴养活家中老母。一次砍柴途中碰到一只老虎，他被老虎扑在地上咬住，他吓坏了，绝望地大喊："我死不要紧，只可怜我那年迈的老母。"老虎被他的叫声吓住了，松了口，于是他仓皇而逃。乡亲们赶来看他，庆贺他从老虎嘴里逃出，于是把他的名字改为朱虎残。朱泰虎口脱险，是靠他的孝心夺回了自己的性命。

虎口、夺命均为经外奇穴。虎口出自《备急千金要方》。穴当手背拇、食指之间，合谷穴前指蹼的赤白肉际处，可用于疏风解表祛热。夺命位置先见于明代《医学入门》，后《针灸聚英》始用本穴名。穴在上臂外侧，当肩峰与肘横纹桡侧端连线中点。常用于抢救晕厥患者。

31. 双保险锁（打两经穴名称）

谜底：内关、外关。

解：双保险的锁，内外都能关紧锁牢。

32. 漫游长亭曲径口（打两经穴名称）

谜底：步廊、幽门。

解：漫步长亭为步廊。曲径通幽，出口曰幽门。

33. 元代京城（打一经穴名称）

谜底：大都。

解：元代的京城，名曰大都。北京金代为中都，成吉思汗攻占后，复旧称为燕京；忽必烈建政后，改中都燕京为大都，正式定为元朝首都。

34. 八口人（打一经穴名称）

谜底：合谷。

解：汉字"八""口""人"三个字合在一起组成"谷"字。

35. 少小离家老大回（打三经穴名称）

谜底：归来、通里、养老。

解："少小离家老大回"取自唐·贺知章《回乡偶书》中的诗句，包括了作者告老归来、走通往故里的路、回家养老三重意思。

36. 穿梭不停（打两穴位名称）

谜底：大杼、百劳。

解：杼，织布之机杼。大的机杼不停地工作，即为大杼、百劳。

37. 青鸟殷勤为探看（打一经穴名称）

谜底：交信。

解："青鸟殷勤为探看"出自唐·李商隐《无题》中的诗句："相见时难别亦难，东风无力百花残。春蚕到死丝方尽，蜡炬成灰泪始干。晓镜但愁云鬓改，夜吟应觉月光寒。蓬山此去无多路，青鸟殷勤为探看。"

最后两句的意思是说，对方的住处就在不远的蓬莱山，但却无路可通，可望而不可即。希望有青鸟一样的信使殷勤地为我去探看情人，来往传递消息。

38. 黄帝姓氏（打一经穴名称）

谜底：公孙。

解：《史记·五帝本纪》记载："黄帝者，少典之子，姓公孙，名轩辕。"《路史》载："轩辕帝初名公孙，后改姬。"

39. 谷（打一经穴名称）

谜底：人中。

解：谷可以拆分成八、口、人三个字，"人"字居中。

40. 恐龙化石（打一经穴名称）

谜底：巨骨。

解：恐龙化石是地球上发现的最大的动物骨骼化石。

41. 太上老君的炼丹炉（打一经穴名称）

谜底：天鼎。

解：鼎，三足两耳，古代宝器和炊具。太上老君，指老子，后被神话成天上的神仙。在《西游记》中，他有一个炼丹炉，而这炼丹炉就是天上的宝鼎。

42. 英雄归来，举行盛典（打一经穴名称）

谜底：大迎。

解：英雄载誉归来，以盛大的典礼迎接。

43. 播种机（打一经穴名称）

谜底：漏谷。

解：播种机里的谷物通过下面的漏孔播撒到地里。

44. 鸑鷟的红冠（打一经穴名称）

谜底：鹤顶。

解：鸑鷟，丹顶鹤的别名。红冠，就是鹤顶。鹤顶，出自《针灸集成》。《外科大成》名为膝顶。穴当膝上部，髌底中点上方凹陷处。主治下肢瘫痪、鹤膝风、脚气、膝关节炎等。

45. 孙思邈曾经的官位（打一经穴名称）

谜底：少府。

解：少府，官名，始于战国，秦汉相沿，为九卿之一，掌管宫廷收藏及总务，为皇帝的私府。贞观中（627—649年），孙思邈入为少府，奉敕修《明堂》，与承务郎司马德逸、太医令谢季卿、太常丞甄立言等校订《图经》。

46. 肠梗阻（打一经穴名称）

谜底：腹结。

解：腹中肠道被堵结。

47. 木（打一经穴名称）

谜底：委中。

解："木"在"委"字中段。

48. 靶上中箭（打一奇穴名称）

谜底：环中。

解：靶从一环到十环，只要中靶，就中了环。靶上中箭，即为环中。

49. 囧（打一经穴名称）

谜底：光明。

解：囧，源自"冏"。囧其实是"冏"的衍生字，现代的字典里查不到。两个字的读音相同。冏的意思为明亮、光明。"冏"字是生僻字，古代常用，但与现代网络上流行的"囧"字用法大相径庭。

50. 后羿射日（打一经穴名称）

谜底：冲阳。

解：后羿，又称"夷羿"，相传是夏王朝东方族有穷氏的首领，善于射箭。在神话传说中，"后羿"是"嫦娥"的丈夫。后羿在的时候，天上有十个太阳，烧得草木、庄稼枯焦。后羿为了解救百姓，一连射下九个太阳，从此地上气候适宜，万物得以生长。后羿射日，箭头是朝着太阳的，故为冲阳。

51. 藤圈操（打一经穴名称）

谜底：环跳。

解：藤圈是个圆环，藤圈操就是利用这个环来跳操。

52. 小康之家（打一经穴名称）

谜底：殷门。

解：小康之家，乃殷实门第。

53. 赫利俄斯与狄安娜（打一经穴名称）

谜底：日月。

解：在古希腊神话中，赫利俄斯是太阳神，狄安娜是月亮女神，将赫利俄斯与狄安娜放在一起，即是日月之意。

自公元前5世纪，太阳神赫利俄斯就与艺术神阿波罗开始严重混同。自此，阿波罗被认为是赫利俄斯，即太阳神。然而，赫利俄斯自出生起便是太阳神，并且一直是。

54. 看得见房门外的山沟，听得见背面的潺潺流水声（打两经穴名称）

谜底：前谷、后溪。

解：前面是山谷，后面是山溪。

55. 踏花归来，蝴蝶追逐马蹄（打一经穴名称）

谜底：迎香。

解：宋太祖赵匡胤开国以后，特别设立了翰林画院，并用考画来录取作画者。考题都是一句诗，让考生根据诗句的内容作画。有一年，考画的题目是"踏花归来马蹄香"，这里"花""归来""马蹄"都好表现，唯有"香"是无形的东西，用画很难表现。这就需要考生们动一动脑筋了。有的画是骑马人踏春归来，手里捏一枝花；有的还在马蹄上画上沾着的几片花瓣，但都表现不出"香"字来。第一名的画构思很巧妙，他画几只蝴蝶飞舞在奔走的马蹄周围。这就形象地表现了踏花归来，马蹄还留有浓郁的馨香。

一千年过去了，倒转一下题目，"踏花归来，蝴蝶追逐马蹄"。蝴蝶为什么要追逐马蹄？就因为马蹄踏花带来的香味，让这些蝴蝶迎着香味去追逐。

56. 鱼传尺素（打一经穴名称）

谜底：交信。

解：尺素，古代用绢帛书写，通常一尺长，因此称书信。用"鱼"来传递书信的典故，最早出现于东汉·蔡邕《饮马长城窟行》的乐府诗集里，说的是离别的亲人之间用书信来寄托思念之情。《饮马长城窟行》全文："青青河边草，绵绵思远道。远道不可思，宿昔梦见之。梦见在我旁，忽觉在他乡。他乡各异县，辗转不可见。枯桑知天风，海水知天寒。入门各自媚，谁肯相为言。客从远方来，遗我双鲤鱼。呼儿烹鲤鱼，中有尺素书。长跪读素书，书中竟何如？上言加餐饭，下言长相忆。"

57. 肠鸣（打一经穴名称）

谜底：腹哀。

解：腹泻时，腹中常有咕噜噜的哀鸣声。

58. 商店打烊（打一经穴名称）

谜底：关门。

解：商店关门叫打烊。

59. 墙内房前小院（打一经穴名称）

谜底：天井。

解：院子里，房子前的一片空地，叫作天井。

60. 反哺（打一经穴名称）

谜底：养老。

解：小的长大了，饲养老的，称反哺，原指动物长大后反过来"赡养"父母的行为。传说中，乌鸦反哺的故事最让人感动。

61. 喧宾（打一经穴别名）

谜底：客主人。

解：喧，声音大。客人的声音压倒了主人的声音，俨然成了主人，有反客为主之意。

62. 官清民洁（打两经穴名称）

谜底：上廉、下廉。

解：上面官员清白，下面百姓洁身自好，上下皆清廉。

63. 副团之下（打一经穴名称）

谜底：正营。

解：军队中，副团职的下面是正营。

64. 冬至的零点，夏至的十二点（打两经穴名称）

谜底：至阴、至阳。

解：一年中，冬至的零点为阴中之至阴，夏至的十二点为阳中之至阳。

65. 宫殿（打一经穴名称）

谜底：玉堂。

解：玉堂，泛指宫殿。如唐·杜甫《进雕赋表》曰："令贾马之徒，得排金门，上玉堂者甚众矣。"

66. 深挖洞，广积粮（打一经穴名称）

谜底：地仓。

解：在地底下打造储粮的仓库。

67. 接风洗尘（打一经穴名称）

谜底：人迎。

解：人们用宴请的方式迎接远道风尘仆仆而来的客人，称作接风洗尘。接风洗尘出自明·凌蒙初小说《二刻拍案惊奇·第26卷》曰："虽也送他两把俸金，几件人事，恰好侄儿也替他接风洗尘，只好直退。"

68. 禾（打一经穴名称）

谜底：秩边。

解：禾是秩的边（偏）旁。

69. 工农学兵（打一经穴名称）

谜底：少商。

解：工农学兵不能概全所有行当，唯独缺少商。

70. 宋国都城（打一经穴名称）

谜底：商丘。

解：河南省商丘市是中国重要的古都，春秋时为宋国国都。

71. 帝王的居室（打一经穴名称）

谜底：紫宫。

解：紫，尊贵的颜色。宫，王者之居所。紫宫，帝王的居室。

72. 皇帝出行的宝伞（打一经穴名称）

谜底：华盖。

解：华盖，是指古代君王出门，张在头顶上或车上的华丽伞盖。晋·崔豹《古今注·舆服》曰："华盖，黄帝所作也，与蚩尤战于涿鹿之野，常有五色云气，金枝玉叶，止于帝上，有花葩之象，故因而作华盖也。"

73. 斑鸟调控飞行方向之舵（打一经穴名称）

谜底：鸠尾。

解：斑鸟，就是斑鸠。鸟类飞行，靠尾翼调控飞行的方向。斑鸠之尾翼，即鸠尾。

74. 古代祭祀天神的乐舞（打一经穴名称）

谜底：云门。

解：见手太阴肺经"云门"条。

75. 邮轮返航（打两穴位名称）

谜底：水道、归来。

解：河上、海上的邮轮顺着水上航道返航归来。

76. 图章陈列室（打一经穴名称）

谜底：印堂。

解：摆放印章的厅堂。

77. 日食（打一经穴名称）

谜底：隐白。

解：发生日食的时候，太阳被遮隐住了，白天的光亮也被遮隐住了，大地陷入黑暗。

78. 衍（打两经穴名称）

谜底：行间、水分。

解：行字中间是个三点水，而这个三点水将行字分成"彳""亍"两部分，位列左右两边。

79. 雨水和雪水（打一经穴名称）

谜底：天泉。

解：天上下来，还没有落到地上的水，可喻为天泉。

80. 初次见面（打一奇穴名称）

谜底：新识。

解：第一次见面，指新认识的。新识，见《新针灸学》，新设穴的别称。

81. 漏斗（打两经穴名称）

谜底：不容、承满。

解：漏斗是一个筒形物体，被用作把液体及粉状物体注入入口较细小的容器。因此，漏斗本身是不容承满液体的。

82. 不学无术（打一经穴名称）

谜底：脑空。

解：不学无术，头脑空空如也。不学无术，原指没有学问因而没有办法，现指没有学问、没有本领。出自东汉·班固《汉书》曰："然光不学亡术，暗于大理。"

83. 无底深水潭（打一经穴名称）

谜底：太渊。

解：深渊之深，不可度量。

84. 躺下睡觉（打一奇穴名称）

谜底：落枕。

解：躺下睡觉，枕部落在枕头上。

85. 水突（打一经穴名称）

谜底：涌泉。

解：水自主地突出水面，只有在泉水涌出的情况下才能出现。

86.独占鳌头（打一奇穴名称）

谜底：中魁。

解：魁，即魁首，第一。中魁，中了头名，独占鳌头。

87.亘（打两穴位名称）

谜底：二间、太阳。

解：亘，意为空间或时间上延续不断，因此亘字两横之间的字符仍可看作"日"字。日，又指太阳。

88.月上伐桂（打一经穴名称）

谜底：劳宫。

解：吴刚广寒宫劳作的故事，出自唐·段成式《酉阳杂俎·天咫》，大意是：月中桂树高达五百丈，这株神桂不仅高大，而且能自己愈合斧伤。月中吴刚，本为樵夫，醉心于仙道，然而不幸犯了天条，天帝震怒，把他打发到寂寞的月宫，令他在广寒宫前伐桂树，只有砍倒桂树才能免罪。可是吴刚每砍一斧，斧起而树伤就马上愈合了，所以他就只好不断地砍下去。月宫中的广寒宫，便成了吴刚的劳宫。

89.锅碗瓢勺（打一经穴名称）

谜底：缺盆。

解：厨房用具中，锅碗瓢勺，缺了盆。

90.憔悴无华（打一经穴名称）

谜底：少泽。

解：憔悴无华，面部缺少光泽。

91.罚酒与畅饮（打一经穴名称）

谜底：浮白。

解：浮，罚人饮酒。白，专用来罚酒的大杯。

92. 难听的歌（打一经穴名称）

谜底：曲差。

解：歌好听不好听，关键在曲子，曲子本身写得差，再好的歌手也唱不好听。

93. 汉宫秋月（打两经穴名称）

谜底：内庭、光明。

解：汉宫，指宫中内廷。光明，指夜晚射进的月光给廷内带来的光亮。

94. 千里江陵一日还（打四经穴名称）

谜底：太白、天府、水道、归来。

解："千里江陵一日还"出自李白《早发白帝城》的诗句："朝辞白帝彩云间，千里江陵一日还。两岸猿声啼不住，轻舟已过万重山。"

李白，字太白。白帝城，古城名，位于现四川省奉节县东白帝山上。江陵，今湖北省江陵县。从白帝城到江陵约一千二百里，其间包括七百里三峡。"千里江陵一日还"，这一句就包含了太白从号称天府的四川沿长江水道归来的行程。

95. 目光炯炯（打一经穴名称）

谜底：睛明。

解：炯炯，明亮的样子。目光炯炯，即两只眼睛明亮有神。清·叶廷琯《鸥陂渔话·葛苍公传》曰："先达葛苍公讳麟，号瞿庵，性敏多才，状奇伟，目光炯炯有英气，胆力过人。"

96. 掌上大肌（打一经穴名称）

谜底：鱼际。

解：掌上大的肌肉不外乎大、小鱼际肌。

97. 发烧友相聚（打一经穴名称）

谜底：听会。

解：发烧友，是指对某种事物具有狂热爱好的一类人，最先出现于高保真音响领域。起初特指交响音乐的狂热爱好者，他们经常在一起聚会，听高级音响放出来的高保真效果的音乐。

98. 芝加哥千禧公园的巨大雕塑（打一经穴名称）

谜底：云门。

解：芝加哥千禧公园有一座巨大的雕塑，名曰云门。

99. 黑子吃对方的子（打一经穴名称）

谜底：侠白。

解：侠，通挟、夹。围棋中，黑子夹住白子，白子被围，没有气路，被憋死了，则黑子吃掉些白子。

100. 亢宿与房宿（打一经穴名称）

谜底：天府。

解：二十八宿中之亢宿与房宿，并称天府。

101. 眉毛（打一经穴名称）

谜底：华盖。

解：道经称眉为华盖。《黄庭内景经·天中》曰："眉好华盖覆明珠。"其注曰："眉之名华盖者，以其覆盖守目之精神也。"

102. 胃（打两经穴名称，其中一个为别名）

谜底：太仓、中府。

解：《素问·灵兰秘典论》曰："脾胃者，仓廪之官，五味出焉。"《灵枢·胀论》曰："胃者，太仓也。"太仓是人体器官胃的别称。《灵枢·根结》曰："太阴根于隐白，结于太仓。"太仓，中脘穴之别名，见于《针灸甲乙经》。

府，古代与腑通。胃与脾同处于中焦，脾为中焦之脏，胃为中焦之腑。

103. 斜出正道后的过程（打一经穴名称）

谜底：偏历。

解：脱离正道，偏离方向的历程。

104. 回故乡之路（打一经穴名称）

谜底：通里。

解：通往故里的道路。

105. 稻麦稷菽黍（打一经穴名称）

谜底：合谷或者通谷。

解：稻麦稷菽黍，五种作物，合在一起，统称谷类，即常说的五谷。

106. 鹰眼（打一经穴名称）

谜底：睛明。

解：鹰的眼睛明亮，能看清楚十几公里外一只小鸡的一举一动。

107. 隔江犹唱后庭花（打一经穴名称）

谜底：商曲。

解："隔江犹唱后庭花"出自唐·杜牧《泊秦淮》的诗句，原作为："烟笼寒水月笼沙，夜泊秦淮近酒家。商女不知亡国恨，隔江犹唱后庭花。"商女，茶楼酒馆里伺候客人的歌女。后庭花，《玉树后庭花》的简称。南朝陈后主所作，后世多称为"亡国之音"。

108. 囚（打一经穴名称）

谜底：人中。

解："囚"字，人在方框之中。

109. 肱桡关节缝（打一经穴名称）

谜底：肘髎。

解：肱桡关节，即肘关节部。髎，孔，缝隙。肘部的缝隙，即为肘髎。

110. 涌泉（打一经穴名称）

谜底：水突。

解：泉水涌出。泉涌之处涌动的水流高起突出于周边水面。

111. 矿井或地下隧道的送气口（打一经穴名称）

谜底：风门。

解：向地下输送新鲜空气的送气口，也可以称为风门。

112. 耳后隆突（打一经穴名称）

谜底：完骨。

解：耳后隆突即耳后完骨。

113. 脚铃（打一经穴名称）

谜底：悬钟。

解：悬挂在足踝上方的钟铃。

114. 威斯敏斯特宫的古老装置（打一经穴名称）

谜底：大钟。

解：这个大钟是英国伦敦的著名古钟，或称大本钟（Big Ben），是伦敦的传统地标。

115. 鼻孔（打一经穴名称）

谜底：素髎。

解：素，指白色。肺在色为白，开窍于鼻。鼻孔为肺气出入的门户，该穴位位于鼻端，靠近鼻孔，故名素髎。

116. 八卦之末（打一经穴名称）

谜底：兑端。

解：八卦分为先天八卦和后天八卦。先天八卦的顺序各说不一，后天八卦的顺序是固定的。后天八卦据说为周文王所创，顺序为乾、坎、艮、震、巽、离、坤、兑。乾为起始，兑为终端。兑端位于上唇的中点。口唇之象犹如兑卦之兑上缺，而兑端穴就在上缺的这个位置。

117. 高大山岭（打一经穴名称）

谜底：昆仑。

解：昆仑，指高山。《释名·释地》载："一成曰顿丘，再成曰陶丘，三成曰昆仑。如昆仑之高而积重也。"《尔雅·释丘》载："三成为昆仑。"注："成，重也。"即丘有三重，三重高山，皆可称为昆仑。

118. 常年开行驶往长江对岸浦口码头的"宁浦线"轮渡码头（打一经穴名称）

谜底：下关。

解：这个轮渡码头叫作中山码头，又名下关码头，是位于南京市下关区长江南岸的一座轮渡码头。

119. 用于存放商品的屋舍（打一经穴名称）

谜底：库房。

解：商品在领用之前，存放在专门用来储藏的库房里。

120. 养护公路（打一经穴名称）

谜底：维道。

解：护路工人维修道路。

121. 肺象（打一经穴名称）

谜底：华盖。

解：华盖，原指古代帝王的车盖，《内经》将其喻为肺脏。《素问·病能论》云：“肺为脏之盖也。”《灵枢·九针论》云：“五脏之应天者肺，肺者五脏六腑之盖也。”肺位于胸腔，覆盖于五脏六腑之上，位置最高，“居高布叶”，因而有“华盖”之称。

122. 急流的出口（打一经穴名称）

谜底：云门。

解：见手太阴肺经“云门”条。

123. 旅馆院式大厅（打一经穴名称）

谜底：中庭。

解：旅馆中的大厅高大、宽敞、明亮，犹如室外的庭院，亦称中庭。

124. 旧金山旁的海峡（打一经穴名称）

谜底：金门。

解：美国加利福尼亚州西岸旧金山的一处海峡名叫金门，此处有一所大桥叫金门大桥。

125. 掌宗庙宝藏的官员（打一经穴名称）

谜底：天府。

解：天府，周代官名。《周礼·地官》载：“登于天府。”意指职掌宗庙宝藏的官员。

126. 植物人（打一经穴名称）

谜底：颅息。

解：植物人颅脑安息，长期昏迷，没有意识。

127. 为家乡的发展出力（打一经穴名称）

谜底：建里。

解：支援家乡，建设故里。

128. 中心主导作用的部分（打一经穴名称）

谜底：中枢。

解：事物系统中起中心主导作用的部分，被视作中枢。如脑与脊髓，是神经系统的中枢部分，属于中枢神经系统。

129. 杨林惊梦之物（打一经穴名称）

谜底：玉枕。

解：玉枕的故事见于刘义庆《幽冥录》中所载的《杨林》，大意是：南朝刘宋时期，有一个焦湖庙，焦湖庙里有一个柏木枕头，由于这个枕头有着神奇的魔幻作用，人们又称其为玉枕。这个枕头上有一个小小的裂缝。一天，有一个单父县的商客，名叫杨林，来到这个庙里求好运。巫师问他："你欲求佳人，想结婚，是吗？"杨林听罢，佩服万分，忙不迭地说："正是，正是。"巫师将杨林带到枕边，杨林沿着玉枕的裂缝进入枕内，走进朱门，见到赵大尉在这琼室内。赵大尉很看好杨林，将自己漂亮的宝贝女儿嫁给了他。婚后，他们生养了六个孩子，都成了秘书郎。杨林的日子过得舒舒坦坦，就这样又过一些年月，杨林还是没有一点思乡回归的念头。就在杨林优哉游哉的时候，他突然看到身边的枕头。原来多少年的福分，只是梦境，杨林呆坐在床边，久久不能释怀。这个故事是黄粱美梦最早的样本。

130. 抬起腿来准备走（打一奇穴名称）

谜底：迈步。

解：准备行走，抬腿为了迈步。迈步，经外奇穴名，见于

《常用新医疗法手册》。该穴位于髀关穴直下 2.5 寸处。主治小儿麻痹后遗症、偏瘫。

131. 葱茎与豆腐（打一奇穴名称）

谜底：二白。

解：俗话说，小葱拌豆腐，一青二白。葱叶为一青，葱茎与豆腐为二白。

二白，经外奇穴名，出自《扁鹊神应针灸玉龙经》。二白在掌后横纹上四寸，两穴对并，一穴在筋中间，一穴在大筋外。主治脱肛、痔疮。

132. 燕窝（打两奇穴名称）

谜底：金津、玉液。

解：燕窝，为雨燕科动物金丝燕及多种同属燕类，用唾液与绒羽等混合凝结所筑成的巢窝。因此，人们常将金丝燕的唾液称作金津、玉液。

金津、玉液，经外奇穴名，原出于《肘后备急方》。《医经小学》称作金津、玉液。穴在口腔内，当舌下系带左侧静脉上为金津，右侧静脉上为玉液。主治口舌咽喉疾病。

133. 日本本州西南端港口（打一经穴名称）

谜底：下关。

解：下关，原名马关，是与青岛市互结友好的城市。

134. 口水（打两奇穴名称）

谜底：金津、玉液。

解：口水，即唾液，是一种无色且稀薄的液体，古代称为"金津玉液"。唾液是由三对大唾液腺（下颌下腺、腮腺和舌下腺）分泌的液体和口腔壁上许多小黏液腺分泌的黏液，在口腔里混合而成的消化液。

135. 荣耀显圣（打一经穴名称）

谜底：大赫。

解：荣耀显赫。

136. 刻有佛教经咒的鸣器（打一经穴名称）

谜底：大钟。

解：刻有佛教经咒的鸣器为北京大钟寺内珍藏的明朝永乐大钟。

137. 琴瑟箫笛之乐（打一经穴名的简称）

谜底：丝竹。

解：丝，指弦乐器。竹，指管乐器。丝竹是琴瑟箫笛等乐器的总称，也指音乐。

丝竹，正名丝竹空，《太平圣惠方》作丝竹。因其位于眉梢，眉形犹如细小的竹叶而得名。

138. 划水（打一奇穴名称）

谜底：鱼尾。

解：鱼尾部分，在餐馆里被叫作划水。鱼尾，经外奇穴名。《银海精微》曰："鱼尾穴，在小眦横纹尽处。"主治头痛、目疾、面神经麻痹等。

139. 又增加了一个部门（打一新穴名称）

谜底：新设。

解：单位又增加了一个部门，是新设的。

140. 梅兰竹菊（打一奇穴名称）

谜底：四花。

解：梅、兰、竹、菊被人们称为"花中四君子"。四君子的品质分别是傲、幽、坚、淡。梅、兰、竹、菊成为中国人感物喻志的象征，也是咏物诗和文人画中最常见的题材。四花的共同特点是自强不息，清华其外，淡泊其中，不作媚世之态。

141. 肿块的基底部（打一奇穴名称）

谜底：痞根。

解：肿块的基地部，即中医既往所说的痞块根部。

142. 中国上古天文学中九月的月将（打一经穴名称）

谜底：太冲。

解：十二月将，又名十二天神。月亮绕着地球公转，每月转一周，由于地球是围绕太阳运行的，所以月亮每月在宇宙中的相对位置是不同的。十二地支分配到十二个月，正好每月占一个地支，古人习惯上称为地月将，简称月将卯，为太冲九月将。

143. 中军大帐（打一经穴名称）

谜底：正营。

解：中军大帐，战时指挥作战的统领的营帐，在营地中为正营。

144. 关羽、张飞、赵云、马超、黄忠（打一奇穴名称）

谜底：五虎。

解：五虎，即蜀汉昭烈帝刘备麾下的五员猛将。根据《三国演义》的描写，建安二十四年（公元219年），刘备攻取汉中，自立为汉中王，册封麾下关羽、张飞、赵云、马超、黄忠为"五虎大将"。后人也习惯称他们为"五虎上将"。

145. 一个冠军，一个亚军，与两个并列第三名（打一奇穴名称）

谜底：四强。

解：冠军、亚军，与两个并列第三名，则四人为某项目的前四强。

146. 日、月、星辰（打一经穴名称）

谜底：天宗。

解：天宗，指日、月、星辰。太阴星君即为月神，俗称"太阴"。最早见于《尚书·尧典》，其曰："日、月、星辰为天宗，岱、河、海为地宗；天宗、地宗合为六宗。"

147. 妇人的波楞盖儿（打一奇穴名称）

谜底：女膝。

解：波楞盖儿是东北话，即膝盖。妇人的波楞盖儿，即为女膝。

148. 不糊涂了（打一奇穴名称）

谜底：脑清。

解：只有脑子清楚，才不至于糊涂。

149. 岛屿上的灯塔（打一经穴名称）

谜底：照海。

解：岛屿上的灯塔的灯光照到海面上，为远航的船只护航。

150. 高枕无忧（打一奇穴名称）

谜底：安眠。

解：没有什么可忧虑的，可以安心地睡觉了。安眠，经外奇穴名，穴当翳风穴与风池穴连线的中点。主治失眠、头痛、眩晕、心悸、癫狂等。

151. 雪花飘落在湖面薄薄的冰层上（打一经穴名称）

谜底：浮白。

解：湖面上浮现着洁白的雪花。

152. 花果山的洞穴（打两经穴名称）

谜底：廉泉、巨髎。

解：花果山上的水帘洞，前有从山上下来的水泉，形如水廉。水廉后有巨大的洞穴，可供居住。

153. 爷爷与我（打一经穴名称）

谜底：公孙。

解：爷爷与我是祖孙俩。爷爷是祖公，我是爷爷的孙子。

154. 京师华灯初放（打两经穴名称）

谜底：中都、光明。

解：华灯一下子亮了起来，京城一片光明。

155. 被贬下凡（打两经穴名称）

谜底：天府、不容。

解：天上的神仙触犯了天条，天府不容，被逐下凡间。

156. 坦露胸膛（打一经穴名称）

谜底：膻中。

解：膻，同袒。中，指胸中。坦露胸膛，膻中穴正当其中。

157. 土窖（打一经穴名称）

谜底：地仓。

解：窖，地下小仓库，储藏食品用，冬暖夏凉。

158. 城墙的东门、南门、西门、北门（打两经穴的合称）

谜底：四关。

解：一个城的四个关口。四关，指合谷配太冲，两个腧穴，四个部位，位于四肢歧骨之间，犹如守关之将士，故名。其名称出自金元·窦汉卿的《标幽赋》。窦汉卿《针经指南·针经标幽赋》云："寒热痹痛，开四关而已之。"明·徐凤《针灸大全》注云："寒者，身作颤而发寒也。热者，身作潮而发热也。痛，疼痛也。痹，麻木也。四关者，五脏有六腑，六腑有十二原，十二原出于四关，太冲、合谷是也。"

159. 奔豚（打一经穴名称）

谜底：气冲。

解：奔豚，古病名，见于《灵枢》《难经》《金匮要略》等，为五积之一，属肾之积。《金匮要略》称之为"奔豚"。豚，即小猪。奔豚一由于肾脏寒气上冲，一由肝脏气火上逆。临床特点为发作性下腹气上冲胸，直达咽喉，腹部绞痛，胸闷气急，头昏目眩，心悸易惊，烦躁不安，发作后如常，有时夹杂寒热往来或吐脓等症状。因其发作时胸腹如有小豚奔闯，故名。从症状上看，类似于胃肠神经官能症，可出现肠道积气、蠕动亢进或痉挛状态。

160. 长城以北的戈壁沙堆（打一经穴名称）

谜底：外丘。

解：关外的戈壁沙丘。

161. 被困于山峡（打一经穴名称）

谜底：陷谷。

解：深陷于山谷之中。

162. 屋顶上做出一块透亮的地方（打一经穴名称）

谜底：天窗。

解：屋顶上透亮的地方，是透光和通风的设置，叫作天窗。

163. 从正面进攻（打一经穴名称）

谜底：中冲。

解：进攻的号角吹响，按上级要求，从中线正面冲击上去。

164. 飞流直下三千尺，疑是银河落九天（打三穴位名称）

谜底：阿是、天溪、天泉。

解："飞流直下三千尺，疑是银河落九天"，出自李白的《望庐山瀑布》，原文是："日照香炉生紫烟，遥看瀑布挂前川。飞流直下三千尺，疑是银河落九天。"

阿是，俗语为可是，意为是不是、好像是。银河犹如天上的溪流，故而"银河落九天"就像是从天上落下来的天泉一样。

165. 2.5 千米（打一经穴名称）

谜底：五里。

解：两千五百米是五华里。

166. 南冥（打一经穴名称）

谜底：天池。

解：庄子《逍遥游》曰："南冥者，天池也。"

167. 蜿蜒迂回的院墙（打一经穴名称）

谜底：曲垣。

解：垣，墙也。曲垣，蜿蜒曲折的墙。

168. 忽如一夜春风来，千树万树梨花开（打一经穴名称）

谜底：四白。

解："忽如一夜春风来，千树万树梨花开"，是唐代诗人岑参于天宝十三年（公元 754 年）在轮台写的一首送别诗，诗名《白雪歌送武判官归京》。这两句诗的意思是：一夜之间，四周所有树木的枝条上挂满了白雪，就像春天千万朵绽放的梨花。

169. 娇柔小妹守空房（打一奇穴名称）

谜底：独阴。

解：男属阳，女属阴。阴柔小妹守空房，即独阴。独阴，经外奇穴名。《太平圣惠方》曰："张文仲灸法，疗卒心痛不可忍，吐冷酸绿水及元脏气，灸足大指次指内横纹中各一壮。炷如小麦大，下火立愈。"《奇效良方》作奇穴，名独阴。位于足第二趾掌侧，趾骨关节横纹之中点处。主治腹痛、呕吐、死胎、胞衣不下、月经不调、小肠疝气、心痛等。

170. 无计逃神矢（打一经穴名称）

谜底：灵台。

解：鲁迅《自题小像》曰："灵台无计逃神矢，风雨如磐暗故园。寄意寒星荃不察，我以我血荐轩辕。"灵台，也叫灵府，指心。《庄子·庚桑楚》曰："不可内于灵台。"郭象注："灵台者，心也。"《黄庭内景经》谈到心时说道："灵台盘固永不衰。"鲁迅在几年后写的《摩罗诗力说》中有"热力无量，涌吾灵台"，文中还多次以灵府指心。灵台在第六胸椎棘突下，临近心位。

171. 中华腾飞（打一奇穴名称）

谜底：兴龙。

解：龙是中华民族的象征，兴龙寓意中华腾飞。一次，宋仁宗患腰痛，李公主推荐一位士兵为他治疗。这个人用针灸针刺他的腰部，才出针，就奏请仁宗说："恭请皇上圣安，请起步。"仁宗试行，"嗳！不痛了，这么灵验。"行步就如发病前一样，他高兴地说道："这个穴，我就将他赐名为'兴龙穴'吧。"兴龙，经外奇穴名，具体位置不得而知。

172. 心动过速（打一经穴名称）

谜底：急脉。

解：心动过速，急迫的脉动。

173. 贪狼小取，夺泥取自 ……（打一奇穴名称）

谜底：燕口。

解：见奇穴新穴"燕口"条。

174. 日本的本土宗教（打一经穴名称）

谜底：神道。

解：神道是日本本土传统的民族宗教。

175. 相遇奈何桥（打一经穴名称）

谜底：会阴。

解：民间传说：人死亡后魂灵都要到阴间过奈河桥，善者有神佛护佑顺利过桥，恶者被打入血河池受罪。

176. 白云上面有一人（打一经穴名称）

谜底：百会。

解："白云"两字，在"白"的上面加一横，就变成"百"字，在"云"的上面加一个"人"字，就成了"会"字。因此，白云上面有一人，应为百会。

177. 南麓山坡不间断的水流（打一经穴名称）

谜底：阳溪。

解：南麓常年在太阳光照射之下的山溪。

178. 佛教名词，外人对某人的几种态度（打一经穴名称）

谜底：八风。

解：八风，又叫"世八法"，指尘世间蛊惑人心的八件事：利、衰、毁、誉、称、讥、苦、乐。详见《释氏要览·澡静》。唐·王维《能禅师碑》曰："不着三界，徒劳八风。"

八风，经外奇穴名，出自《素问·刺疟》，其曰："刺疟者，必先问其病之所先发者，先刺之。先足胫酸痛者，先刺足阳明十指间出血。"当时是有位无名。在足背侧，第一至五趾间，趾蹼缘后方赤白肉际处，一侧四穴，左右共八个穴位。《曹氏灸经》名为"八冲"。《奇效良方》云："八风八穴，在足五趾歧骨间，两足共八穴，故名八风。"

179.严禁储粮非正常减少（打三经穴名称）

谜底：不容、库房、漏谷。

解：严禁储粮非正常减少，就是不容许库房里存储的粮食通过非法途径，使粮仓的谷物漏到粮库之外。

180.风、寒、湿、暑、饥、饱、劳、役（打一奇穴名称）

谜底：八邪。

解：风、寒、湿、暑、饥、饱、劳、役，八种不同的病因。八邪是位于手背指丫赤白肉际的八个穴位。两手经常交叉互切，有利于消除八邪引起的不适，具有强身保健的作用。

181.归到列祖那里去了（打一经穴名称）

谜底：会宗。

解：离开这个世界的人，在文字中往往这么说：他在世上活了多少多少年，就归到他的列祖列宗那里去了。

182.额角（打一经穴名称）

谜底：头维。

解：额，额头。角，拐角。《广雅》曰："维，隅也。"即角落。因此，额角亦有头维之意。

183.小火油锅里过一过（打一经穴名称）

谜底：温溜。

解：鸡丁、里脊肉等嫩肉，裹上湿淀粉，用小火，温油溜一下就熟了。

184. 组织非法偷渡的人（打一经穴的别名）

谜底：蛇头。

解：蛇头，专门组织非法偷渡，从中谋财的人。穴位蛇头，出自《针灸甲乙经》，即温溜的别称。

185. 小老鼠洞（打一经穴别称）

谜底：鼷穴。

解：鼷，鼷鼠，鼠类中最小的一种。鼷穴，即小老鼠洞。鼷穴，承泣穴的别称，出自《针灸甲乙经》。《针灸逢源》作鼠穴。

186. 七弦琴最后一根弦的音（打一经穴名称）

谜底：少商。

解：见手太阴肺经"少商"条。

187. 闭灯（打一经穴的别称）

谜底：关明。

解：晚上闭灯之后，也就把光亮给关上了。关明，关门穴的别称。

188. 酆都（打一奇穴名称）

谜底：鬼城。

解：酆都"鬼城"是人们凭想象建造的"阴曹地府"，包含"阎王殿""鬼门关""阴阳界""十八层地狱"等一系列阴间机构。

鬼城，奇穴名，位同十宣，主治昏迷、晕厥、高热、中暑、癫痫、癔症、小儿惊厥等。《备急千金要方》曰："邪病大唤骂詈走，灸十指端，去爪甲一分，一名鬼城。"

189. 春天过后，感到四肢酸软、困倦喜卧、饮食少进（打一奇穴名称）

谜底：注夏。

解：每逢夏天来临，有人就开始出现四肢酸软、体倦喜卧、饮食少进等全身乏力困顿的感觉，这种情况一直会持续到秋天到来时。这种现象叫作痒夏，也叫注夏。

注夏，位于手掌侧，当第二掌骨桡侧缘的中点，主治夏令食欲不振、消化不良、呕吐、腹泻等。《类经图翼》曰："虚损注夏羸瘦……一法取手掌中大指根稍前肉鱼间近内侧大纹半指许，外与手阳明合谷相对处，按之极酸者是穴。"《经外奇穴图谱》将其列为奇穴，定名注夏。

190. 水鸡（打一奇穴名称）

谜底：虾蟆。

解：水鸡，又叫虾蟆、虎纹蛙。

虾蟆，经外奇穴夺命穴的别称，位于肩髃与尺泽穴连线的中点，主治昏厥、上臂痛、丹毒等。《针灸聚英》载："刘宗厚曰：晕针者，夺命穴救之……此穴正在手膊上侧，筋骨陷中，虾蟆儿上，自肩至肘，正在当中。"《医学纲目》说："直两乳头，以篾量过，当两臑络脉上……臑络脉，俗呼为虾蟆穴也。"

191. 郎做什么来？绕床弄青梅（打一奇穴名称）

谜底：骑竹马。

解：古有成语"青梅竹马"，典出唐代大诗人李白的五言古诗《长干行》曰："郎骑竹马来，绕床弄青梅，同居长干里，两小无嫌猜……"

后来，用"青梅竹马"和"两小无猜"来表明天真、纯洁的感情长远深厚，也可以把青梅竹马、两小无猜放在一起使用。

骑竹马，经外奇穴名，出自《备急灸法》。在背部，取穴时以绳量取肘横纹至中指尖长度，令患者跨于竹竿上，挺背正坐。并令两人抬扛，两人扶定，使足尖离地寸许。然后以绳之一端着尾骨尖，沿脊直上，尽处标点，以此点向两侧各开一同身寸处是穴。约当第十胸椎两侧各开一寸处。主治发背脑疽、肠痈、牙痛、风瘴肿瘤、恶核瘰疬、四肢下部痈疽疔疮等。

192. 南北朝时由印度经龟兹传入内地的弹拨乐器（打一奇穴名称）

谜底：琵琶。

解：琵琶被称为"民乐之王""弹拨乐器之王""弹拨乐器首座"，属拨弦类弦鸣乐器，南北朝时由印度经龟兹传入内地。

琵琶穴，经外奇穴名，《厘正按摩要术》曰："琵琶，在肩井下。"《经外奇穴汇编》定位其在"肩井下，巨骨旁"，约当锁骨外侧段前缘，喙突上缘之凹陷中。主治肩部疼痛、上肢不举等。

193. 被依仗的人或势力（打一奇穴名称）

谜底：靠山。

解：靠山，比喻足以凭借和依靠的人或势力。《小儿推拿方脉话婴秘旨全书》曰："靠山穴，在大指下掌根尽处腕中。能治疟疾、痰壅。"靠山，相当于阳溪穴。

194. 古代帝王的权利被说成是君权……（打一奇穴名称）

谜底：神授。

解：君权神授是封建君主专制制度的一种政治理论，它认为皇帝的权力是神给的，具有天然的合理性，皇帝代表神在人间行使权力、管理人民。

神授，经外奇穴名，《经穴汇解》曰："牙痛，灸神授二七壮，随人大指上，直去骨罅处起，用患人手一跨。"穴在手阳明大肠经上，当阳溪穴上一手跨处。

195. 藏佛和尚（打一奇穴名称）

谜底：喇嘛。

解：喇嘛是藏语，意为"和尚"。在中国的内蒙古、青海、西藏等处皆称僧为喇嘛，意思是上师。上师意为"善知识"。

喇嘛，奇穴名，据说传自藏医。喇嘛穴，位于肩胛部，在天宗与腋后皱襞尽端连线上，距天宗穴1.5寸处，主治咽喉炎。

196. 心灵手巧，聪慧（打一经穴别称）

谜底：精明。

解：精细明察、心灵手巧的聪明人，处世精明。精明，睛明穴的别称，出自《备急千金要方》。

197. 洗浑水澡（打一奇名称）

谜底：浊浴。

解：浑水，浊也。洗浑水澡，即为浊浴。

浊浴，经外奇穴名，出自《备急千金要方》。穴当第十胸椎棘突下，旁开后正中线2.5寸处。主治胆病惊恐、食欲不振、口舌无力等。

198. 自来水开关（打一奇穴名称）

谜底：龙头。

解：调节自来水水量的开关，叫作龙头。

龙头，经外奇穴名，龙颔的别称、出自《备急千金要方》。该穴在胸骨中线上，当胸剑联合部直上1.5寸处。主治胃脘冷痛、喘息、胸痛等。

199. 宝剑与青瓷之地（打一奇穴名称）

谜底：龙泉。

解：浙江的龙泉因剑而得名，凭青瓷而生辉。龙泉，然谷穴的别名，又叫龙渊。

200. 京师储粮的大府库（打一经穴别称）

谜底：太仓。

解：古代京师储粮的仓库，叫太仓。太仓，中脘的别称。

201. 人多势众，簇拥而上（打一奇穴名称）

谜底：一窝蜂。

解：一窝蜂，比喻人多声杂的情景。也多用来比喻人多势众，一拥而上的情势。

一窝蜂，见于《小儿推拿方脉活婴秘旨全书》，位于手背腕纹中点。轻轻按摩此穴，可以达到疏风散寒之作用，能够缓解感冒症状。

202. 耳熟能详（打一经穴名称）

谜底：听会。

解：耳熟能详，一听就会。

203. 从北京过水道至杭州（打一经穴名称）

谜底：经渠。

解：从北京过水道至杭州只能经大运河这么一条水道。大运河，又名京杭大运河，是我国东部平原上的伟大工程，也是人工开挖的最长渠道。

204. 一口人与八口人（打一经穴名称）

谜底：合谷。

解：合由"一""口""人"三字组成，谷由"八""口""人"三字组成。

205. 十二经脉之循行手太阴起（打一经穴的别称）

谜底：经始。

解：十二经脉，太阴为始。经始，少冲穴的别称。

206．云上有人，耳旁有月（打一经穴名称）

谜底：会阴。

解：云上加个人字为会。耳，指双耳偏旁，耳旁有月字，为阴。

207．音乐厅（打一经穴名称）

谜底：听宫。

解：音乐厅，听众欣赏音乐的宫殿。

208．和田宝石（打一经穴别名）

谜底：玉英。

解：玉英，上等玉石。和田是出产上等宝玉的地方。玉英，玉堂穴的别称。

209．太后所居之处（打一经穴别名）

谜底：慈宫。

解：慈宫为太后所居之宫，也借指太后。慈宫，冲门穴的别称。

210．脉（打一奇穴名称）

谜底：血府。

解：血府是中医学专有名词。脉是血液运行的管道。血液在脉中循行于全身，所以又将脉称为"血府"。

血府，经外奇穴名，即积聚痞块穴。《类经图翼》曰："积聚痞块，久痞，灸背脊中命门穴两旁各四指许是穴，痞在左灸右，在右灸左。"《中国针灸学》将其列作经外穴，名"积聚痞块"。该穴在第二腰椎棘突下旁开4寸处，主治积聚痞块、胃痛、肠鸣、消化不良、贫血、经闭等。

211. 洛阳石窟（打一奇穴名称）

谜底：龙门。

解：龙门石窟是中国著名的三大石刻艺术宝库之一，位于河南省洛阳市南郊 12 公里处的伊河两岸。

龙门，经外奇穴名，出自《备急千金要方》，位于女性外阴部，阴唇前联合部，主治神昏、尿失禁、遗尿、尿闭、泌尿系感染、性冷淡、阴道痉挛等症。

212. 穴外二人，穴内一犬（打一经穴名称）

谜底：天突。

解：天字可以拆分成"二""人"两字。突字，上为穴，穴下为犬。

213. 跨越驼峰航线的英雄战队（打一经穴别称）

谜底：飞虎。

解：飞虎队，由美国飞行员组成的空军部队，在中国、缅甸等地对抗日本士兵。第二次世界大战期间，除了协助组建中国空军对日作战外，还协助飞越喜马拉雅山，从印度接运战略物资到中国，以突破日本的封锁。航线全长 500 英里，海拔均在 4500～5500 米，最高海拔达 7000 米，此处山峰连绵起伏，犹如骆驼的峰背，故名"驼峰航线"。飞虎，支沟穴的别称。

214. 日本国内第一大湖泊的名称（打一奇穴名称）

谜底：琵琶。

解：琵琶湖是日本第一大淡水湖。

琵琶穴，《厘正按摩要术》曰："琵琶，在肩井下。"《经外奇穴汇编》认为其定位在"肩井下，巨骨旁"，约当锁骨外侧段前缘，喙突上缘之凹陷中。该穴主治肩部疼痛、上肢不举等。

215. 九皋（打一经穴名称）

谜底：曲泽。

解 九皋，曲折深远的沼泽，出自《诗经·小雅》曰："鹤鸣于九皋，声闻于野。"

216. 西周之前的乐谱（打一经穴名称）

谜底：商曲。

解：乐谱，曲子。西周之前为商。西周之前的乐谱，即商代的乐曲。

217. 官邸（打一经穴名称）

谜底：府舍。

解：地方行政长官或达官贵人的官邸，亦称为府舍。

218. 长江口南岸，距离上海最近的城市（打一经穴别名）

谜底：太仓。

解：太仓位于江苏省东南部、长江口南岸，是距离上海最近的城市。太仓市区隔新浏河与上海市嘉定区相望。太仓因吴王及春申君在此设立粮仓而得名。太仓，中脘的别称。

219. 江淮河济（打一经穴名称）

谜底：四渎。

解：渎，水之大川。长江、黄河、淮河、济水为古代四渎。济水发源于今河南省济源市西王屋山，原在山东境内，与黄河并行入渤海，后因黄河改道，下游被黄河淹没。现在黄河下游的河道就是原来济水的河道。

220. 南面的山沟、北面的山沟（打两经穴名称）

谜底：阳谷、阴谷。

解：山沟，就是山谷，南面属阳，北面属阴。姚鼐《登泰山记》一文中有："泰山之阳，汶水西流；其阴，济水东流。阳谷皆入汶，阴谷皆入济。"

221. 太冥（打一经穴名称）

谜底：至阴。

解：太冥，谓北方之地至阴。《文选·张协〈七命〉》曰："寒山之桐，出自太冥。"李善注曰："北方极阴，故曰太冥。"

222. 主持公道（打一经穴名称）

谜底：支正。

解：主持公道，即支持正义。

223. 马尔马拉水域（打一经穴名称）

谜底：小海。

解：马尔马拉海为土耳其内海，是世界上最小的海。

224. 元朝皇帝避暑所在地（打一奇穴名称之内的分穴名称）

谜底：上都。

解：元朝的上都是夏都，遗址在今内蒙古正蓝旗东 20 公里的闪电河北岸。

上都，八邪穴之一。八邪位于手背部，五个手指间的歧骨部中央，其中食指与中指间的穴叫上都穴。

225. 红土地（打一经穴别名）

谜底：丹田。

解：红土田为丹田。别名叫作丹田的穴位有三：①石门，出自《针灸甲乙经》。②关元，《针灸资生经》曰："关元，乃丹田也。"③气海，《普济本事方》曰："气海一穴，道家名曰丹田。"

226. 中介（打一经穴名称）

谜底：间使。

解：在二手市场中，由于交易双方在交易前互不了解，因此会寻求一位具有中间立场并且具有一定素质的个人或者公司，来对交易进行经济或者信誉上的担保，以推动买卖顺利进行这个中间使即为中介。

227. 厦门港外之岛县（打一经穴名称）

谜底：金门。

解：金门是中国福建省厦门港外之岛县，按照我国行政区划属福建省泉州市金门县管辖。现由台湾当局管辖，亦隶属于其金门县。

228. 远洋轮上的探照灯（打一经穴名称）

谜底：照海。

解：远洋轮上的探照灯，照在远方的海面上，有利于夜航。

229. 安徽省滁州市代管的一个县级市（打一经穴别名）

谜底：明光。

解：明光为安徽省的一个县级市，为滁州市代管，地处安徽省东部。明光，攒竹穴的别称。

230. 闻（打一经穴名称）

谜底：耳门。

解："闻"字，耳门所成也。

231. 乘快马奔驰（打两经穴名称）

谜底：上巨虚、飞扬。

解：巨虚，马名。《广雅·释兽》曰："巨虚，野兽，驴马之属，善走。"

232. 十发有九发中靶（打两穴位名称，其中一个为秋千格）

谜底：大都、环中。

解：十发九中，大都中到环上。环中，经外奇穴名，出自《中国针灸学》。该穴位于臀部，当环跳与腰俞穴连线之中点，主治坐骨神经痛、腰腿痛。

二、谜格类谜语谜底

（一）谐读类谜语谜底

梨花格谜底

233. 有级别的政府工作人员（打一经穴名称梨花格）

谜底：关元。

解：官员。就是经过任命的，具有一定等级的政府工作人员。

234. 神妙的计策（打一经穴名称梨花格）

谜底：璇玑。

解：玄机。外人无法捉摸的、神妙的计策。

235. 别离多时后重逢的客套话（打一经穴名称梨花格）

谜底：鸠尾。

解：久违。久别重逢的老熟人，见面后往往客气地道："久违。"

236. 汉语字典里每个字旁标的拼音字母是字的……（打一奇穴名称梨花格）

谜底：独阴。

解：读音。字典里每个字旁标的拼音字母，为其读音。

237. 琢玉，用以比喻有用的人才（打一经穴名称梨花格）

谜底：承泣。

解：成器。玉不琢，不成器。琢玉成器，比喻有用的人才是需要雕琢的。

238. 因贪玩影响了工作与学业（打一经穴名称梨花格）

谜底：肓俞。

解：荒疏。学业与技能都要持之以恒的训练，长期不用就会荒疏掉。

239. 传说第一个画八卦的人（打一经穴名称梨花格）

谜底：浮郄。

解：伏羲。传说伏羲创绘先天八卦，周文王画后天八卦。

240. 某些人士在进行表演活动时，用来取代自己真实称呼的，叫作……（打一奇穴名称梨花格）

谜底：翳明。

解：艺名。艺名是艺术界人士，为了迎合观众口味而起的俗号。

241. 含混不清地（打一经穴名称梨花格）

谜底：譩譆。

解：依稀。含混不清地，不明确地；隐隐约约，若有若无。谢灵运《行田登海口盘屿山》诗："依稀采菱歌，仿佛含矑容。"

242. 创立楚辞文体的爱国诗人（打一经穴名称梨花格）

谜底：曲垣。

解：屈原。屈平，字原，通常称为屈原，战国末期楚国丹阳（今湖北秭归）人，是我国最伟大的浪漫主义诗人之一，也是我国已知最早的著名诗人，世界文化名人。他创立了"楚辞"这种文体，也开创了"香草美人"的传统。其代表作品有《离骚》《九歌》等。

243. 惊魂未定（打一经穴名称梨花格）

谜底：鱼际。

解：余悸。余悸是指惊吓之后，心绪没有平复，仍然感到心慌。

244. 刚刚印发出来的著作（打一经穴名称梨花格）

谜底：心俞。

解：新书。印刷不久，最新发行的书。

245. 正月十五的灯节（打一经穴名称梨花格）

谜底：渊液。

解：元夜。即农历正月十五的灯节，又称上元节。元夜是春节后的第一个月圆之夜。

246. 飞机向前下方发射子弹（打一经穴名称梨花格）

谜底：府舍。

解：向下俯视发射，为俯射。

247. 不知是谁的作品，故署名为……（打一奇穴名称梨花格）

谜底：翳明。

解：佚名，亦称无名氏，指身份不明或者尚未了解姓名的人。

248. 由最高管理者决定大小事务（打一经穴名称梨花格）

谜底：极泉。

解：集权，即权利高度集中。

249. 出国需要办理的一种手续（打一奇穴名称梨花格）

谜底：牵正。

解：出国需要到所要去国家的大使馆或领事馆办理签证手续。

250. 戏剧人物，净角，民间常将此人做成门神（打一奇穴名称梨花格）

谜底：中魁。

解：钟馗，正义驱邪的化身，戏剧作品有"钟馗嫁妹"。

251. 英勇不屈（打一经穴名称白头格）

谜底：肩贞。

解：英勇不屈，即是常说的坚贞。坚为肩的谐音。

252. 江水流经的介于山丘间的长条状倾斜凹地（打一经穴名称白头格）

谜底：合谷。

解：河谷。河水所流经的带状延伸凹地，叫作河谷。河谷内包括了各种类型的河谷地貌。从河谷横截面看，可分为谷底和谷坡两部分。

253. 场上打下的蜀黍被堆成小山（打一经穴名称白头格）

谜底：梁丘。

解：梁丘。蜀黍，即高粱。堆成小丘的高粱谓之粱丘。粱丘之"粱"与"梁"发同一个音。

254. 国门不开放（打一经穴名称白头格）

谜底：髀关。

解：闭关。闭关自守，关上国门，不与外界接触。闭关的"闭"与"髀"发同一个音。

255. 残破不全（打一经穴名称白头格）

谜底：列缺。

解：裂缺。破裂了，残缺了，裂开口子还缺了一块。"裂"字与"列"字同音。

256. 山间谷地的长流水（打一经穴名称白头格）

谜底：侠溪。

解：峡溪。山间谷地，即山峡。山峡间的长流水，即峡溪。峡，读音同侠。

257. 豆脑勺（打一经穴名称白头格）

谜底：承浆。

解：盛浆。豆脑勺是用来盛豆脑、浆汁的。盛与承同音。

258. 汗出淋漓，手足逆冷，脉细微（打一经穴名称白头格）

谜底：商阳。

解：伤阳。汗出淋漓，手足逆冷，即大伤阳气。

259. 行经寸口的血流表现为缓弱而有规律的间歇现象（打一经穴名称白头格）

谜底：带脉。

解：代脉。脉象缓弱，间有规律的间歇现象。

260. 动作便捷松快，有巧劲（打一经穴名称白头格）

谜底：青灵。

解：轻灵。轻巧灵活。

261. 正式拜师求学的（打一经穴名称白头格）

谜底：箕门。

解：及门。正式拜师求学的，也称及门弟子、及门之士。

262. 打到目标（打一经穴名称白头格）

谜底：脊中。

解：击中。打到了目标。

263. 捐出粮食（打一经穴名称白头格）

谜底：陷谷。

解：献谷。献，捐献。谷，粮食。

264. 身陷囹圄（打一经穴名称白头格）

谜底：彧中。

解：狱中。身陷囹圄，失去了自由。

265. 河图洛书（打一经穴名称粉底格）

谜底：天枢。

解：天书。《简易道德经》曰："人献河洛，问何物，昊曰天书。"河洛二字即是河图、洛书的意思。伏羲氏受此启发，创造了一套完整的龙魂字符，并将这些龙魂字符所著述的《九极八阵》和《简易道德经》统称为《天书》。河图、洛书是华夏民族最古老的文化遗产，确实是部神奇的"天书"。

266. 封建帝王与后妃居住之所（打一经穴名称粉底格）

谜底：内庭。

解：内廷，皇宫中帝王与后妃居住的地方。

267. 门对子的左右两条幅（打两经穴名称粉底格）

谜底：上廉、下廉。

解：门对子有上联、下联和横批。

268. 建立我国历史上第一个奴隶制国家的人（打一经穴别名粉底格）

谜底：大羽。

解：大禹，姓姒，名文命，号禹，后世尊称大禹。相传禹治理黄河水患有功，受舜禅让继位，是夏朝第一位天子，后人也称其为夏禹。

大羽，督脉经穴，强间的别名。

269. 男子汉强劲有力的独特气质（打一经穴名称粉底格）

谜底：阳纲。

解：阳刚。

270. 产业的作业者（打一经穴名称粉底格）

谜底：劳宫。

解：产业工作者，即为劳工。

271. 复姓，始祖子兰。（打一经穴名称粉底格）

谜底：上关。

解：上官始祖子兰。春秋时期，楚国有处地名叫上官，就在现今河南省滑县东南一带。当时楚国君主楚庄王将他的小儿子封为上官大夫。这位公子名叫子兰，他的子孙就居住在上官这个地方，后来以地名为姓，形成了上官姓。故上官氏的始祖就是子兰。

272. 饮入的，没能消化的食物（打一经穴名称粉底格）

谜底：完骨。

解：完谷。没能消化的食物，为完谷。中医称脾胃虚弱，不能消化食物为完谷不化。

273. 昨天黄昏后（打一经穴名称粉底格）

谜底：上脘。

解：上晚。有方言称昨天晚上为上晚。

274. 演释（打一经穴名称粉底格）

谜底：解溪。

解：解析，即推演、分析、解释。

275. 驱邪辟鬼之门神（打一奇穴名称粉底格）

谜底：中魁。

解：钟馗，是中国传统文化中的"赐福镇宅圣君"。

276. 话剧《雷雨》中丫鬟的角色（打一奇穴名称粉底格）

谜底：四缝。

解：四凤，《雷雨》剧中，周家的丫头。

277. 被下桩或被夯实的地面（打一经穴名称粉底格）

谜底：地机。

解：地基。土木工程地面建设的初始，都要打地基。

278. 杨乃武与小白菜的案情（打一经穴名称粉底格）

谜底：太渊。

解：太冤。杨乃武与小白菜的案情为清末时期最有影响的冤案。

丹心格谜语谜底

279. 孩儿唠嗑（打一经穴名称丹心格）

谜底：瞳子髎。

解：唠嗑，东北话，指聊天。孩儿唠嗑，就是童子聊天。

（二）分读类谜语谜底

燕尾格谜语谜底

280. 雨（打一经穴名称燕尾格）

谜底：天池。

解：雨，天水也。天池可拆读为天水也。

281. 富商书写的作品（打一经穴名称燕尾格）

谜底：大敦。

解：敦，左右分拆，为亨、文两字。富商，即大亨。富商书写的作品，即大亨的文字。

282. 月光族（打一经穴名称燕尾格）

谜底：中脘。

解：脘，左右分拆，为月、完两字。当月的收入，月中就花完了。

（三）半读类谜语谜底

徐妃格谜语谜底

283. 一点一点亮晶晶（打一穴位的名称徐妃格）

谜底：惺惺。

解：一点一点亮晶晶，指的是天上的星星。风府与夺命穴的别名都叫惺惺，分别出自《画墁录》与《医学入门》。

（四）加字类谜语谜底

藏珠格谜语谜底

284. 鲲鹏展翅（打两经穴名称藏珠格）

谜底：飞扬、万里。

解：庄子《逍遥游》曰："北冥有鱼，其名为鲲。鲲之大，不知其几千里也。化而为鸟，其名为鹏。鹏之背，不知其几千里也……《谐》之言曰：'鹏之徙于南冥也，水击三千里，抟扶摇而上者九万里，去以六月息者也。'"由此可知，鲲鹏展翅，就将飞扬九万里。除去申明文意的"九"字，所得答案为飞扬、万里两穴。

285. 金星老君炼丹（打两经穴名称藏珠格）

谜底：太白、天鼎。

解：太白燃天鼎。

（五）移字类谜语谜底

秋千格谜语谜底

286. 动物舌头（打一经穴名称秋千格）

谜底：条口。

解：动物的舌头，有叫门腔的，也有叫口条的，尤指猪、牛。

287. 长城以南与长城以北（打两经穴名称秋千格）

谜底：内关、外关。

解：长城以南，即长城内，为关内；长城以北，即长城外，为关外。

288. 大宅院里（打一经穴名称秋千格）

谜底：中府。

解：府，贵族和官僚的主宅，也泛指一般人的住宅。如口语问道："府上哪里。"大宅院里，即是府中，府中倒置就是中府。

289. 每个人都摸到了奖（打一经穴名称秋千格）

谜底：中都。

解：人人获奖，都中了。都中倒读为中都。

290. 语言表达能力（打一经穴名称秋千格）

谜底：条口。

解：台湾人说"口条"，是指口头表达的能力。在"康熙来了"中有过"口条"一词在大陆和台湾不同意思的讨论。从台湾谈话节目提到"口条"一词的语境看，这个词重点在表述口头语言的条理性。一个人讲话没有条理、没有重点，就可以说这个人口条不好。

291. 肛门、尿道口（打一经穴名称秋千格）

谜底：窍阴。

解：肛门、尿道口在会阴附近，属九窍中的阴窍。窍阴穴又有足窍阴与头窍阴，同属于胆经。

卷帘格谜语谜底

292. 被杀于大宅院（打两穴位名称卷帘格）

谜底：中府、夺命。

解：被杀于宅院，命夺府中。

蕉心格谜语谜底

293. 贵妃华清浴甘露（打两奇穴名称蕉心格）

谜底：玉液、环中。

解：人们一说到华清池的美人，就想到唐玄宗的贵妃杨玉环。杨玉环华清池洗澡，玉体沐浴在琼浆玉液之中。谜底"玉液、环中"中间两个字互换，就读成玉环液中。

294. 白酒作坊出酒，头道最好，二道还行，最后剩下的……（打两经穴名称蕉心格）

谜底：大都、曲差。

解：头道出的头曲最好，二道出的是还不错的二曲，剩下的大曲就都差了一些。

辘轳格谜语谜底

295. 长城南北（打两经穴名称辘轳格）

谜底：内关，外关（读为：关内、关外）。

解：长城以南为关内，长城以北为关外。关内、关外逢双的字互移为内关、外关。

（六）对偶类谜语谜底

遥对格谜语谜底

296. 阳平（打一经穴名称遥对格）

谜底：阴交。

解：阳平，为汉字读音的第二声，阳平拟分拆"阳"和"平"两个字以寻求答案。阳对阴，平对交，则谜底为阴交。

297. 大羽（打一经穴名称遥对格）

谜底：少商。

解：少与大对，商与五音的羽相对。

298. 凤头（打一经穴名称遥对格）

谜底：鸠尾。

解：凤头中，凤凰之凤，对斑鸠之鸠。凤之头，对鸠之尾。

299. 副师（打一经穴名称遥对格）

谜底：正营。

解：军官级别，副对正，师对营。

300. 护短（打一经穴名称遥对格）

谜底：支正。

解：护自家的短，与支持做对的一方，是截然相反的两个方面。

301. 视角（打一经穴名称遥对格）

谜底：听宫。

解：视与感觉中的听相对，角与五音中的宫相对。

302. 天穹（打一经穴别名遥对格）

谜底：海底。

解：上天对下海，上穹对下底。海底，任脉经穴会阴的别名。

303. 飞鹰（打一经穴名称遥对格）

谜底：伏兔。

解：天上张开翅膀的飞鹰，正好与地上趴伏的兔子相对应。

304. 游龙（打一经穴别名遥对格）

谜底：飞虎。

解：游与飞对，龙与虎对。飞虎，支沟穴的别名。

305. 棍操（打一经穴名称遥对格）

谜底：环跳。

解：棍操与藤圈操同属艺术体操的项目。棍操之棍与藤圈操之藤圈相对，操与跳相对应。

306. 乌黑（打一经穴名称遥对格）

谜底：太白。

解：黑与白，截然相反的色彩。乌与太，乃黑与白的深度形容词。

307. 铁窗（打一经穴名称遥对格）

谜底：金门。

解：铁窗、金门，都有金属的成分。其中，门与窗相对，金与铁相应。

308. 子户（打一奇穴名称遥对格）

谜底：寅门。

解：子与十二地支中的寅相对，户与房舍建筑中的门相对应。寅门，经外奇穴，出自《备急千金要方》曰："寅门穴，从鼻尖直入发际度取，通绳分三断，绳取一份，入发际，当绳头针，是穴。治马黄、黄疸等病。"

309. 商丘夏热浪（打两经穴名称，其中一个为经穴别名遥对格）

谜底：龙泉、清冷渊。

解：地名商丘与龙泉相对应，夏与朝代中的清相对，热浪与冷渊对应。龙泉，然谷穴的别名。

310. 一堵墙（打一奇穴名称遥对格）

谜底：两扇门。

解：数词一与两对，量词堵与扇对，建筑名词墙与门相对应。两扇门，按摩用穴，一扇门与二扇门的合称。《针灸大成·卷十》载："掐两扇门，发脏腑之汗，两手掐揉，手中指为界，壮热汗多者，揉之即止。又治急惊，口眼㖞斜，左向右重，右向左重。"穴当手背部中指两旁指缝端上约 0.5 寸处。

311. 两蜂窝（打一经穴别名遥对格）

谜底：百虫窠。

解：数词两与百对，动物蜂与虫对，小动物的居所窝与窠相对应。百虫窠，血海别名，见于《针灸大全》。

312. 衣领扣（打一经穴别名遥对格）

谜底：草鞋带。

解：衣领与草鞋对，扣子与带子相对应。草鞋带，解溪穴别名。

313. 锣鼓响（打一经穴名称遥对格）

谜底：丝竹空。

解：打击乐器锣鼓与管弦乐器丝竹对，响与空相对应。

314.一童骑竿（打一奇穴名称遥对格）

谜底：二人上马。

解：数词一与二对，人物童与人对，行为骑竿与上马相对应。二人上马，推拿用穴，又名上马，位于手背第四、五掌骨小头间，能利尿通淋、醒神、顺气散结。

315.三库两空（打两经穴名称遥对格）

谜底：五处、四满。

解：三库两空，与之相对的五处就有四满。

跋

    本书除对针灸穴名的释译外，还附有笔者多年来收集整理的针灸穴名谜语。

    20世纪80年代，我在安徽中医学院针灸系工作，适逢首届针灸专业班学生入学三年，针灸类课程已学完，即将进入实习阶段的时候，为他们组织了一场针灸知识智力竞赛。针灸知识智力竞赛由我策划、组织赛题，所涉及的内容包括针灸史、针灸孔穴的类属、穴名谜语、古代人体部位名称等。

    竞赛现场，学生的参与程度是我们始料不及的，他们个个兴奋，争先恐后地抢答赛题，尤其是穴名谜语，更加活跃。穴名谜语往往与天文地理、历史人文知识有一定的联系。在解读答案的时候，我们总会讲解与谜语有关的内容或事例，以拓展他们的视野。

    竞赛的优胜者，才思敏锐，知识面较宽，他们的才能从之后的教学科研或是医疗实践中都得以验证，其中有的成为针灸学科的骨干，有的成为该学科有影响力的领军人物。因此，我认为，在专业性较强的学科中适当地增加一些历史人文方面的知识，还是很有必要的。

    当初所出的谜语，共100条左右，均为非谜格类的寓意谜语。今筛选出其中的2/3，又增加200多条，计316条。其中，新增谜格类谜语83条。

    安徽中医药大学胡玲教授当时参与了部分赛题的工作，在《针灸穴名寻根》成集之际，再次向胡玲教授表示感谢。

张载义

于上海交通大学附属第一人民医院

2019年3月